# 随身看，随时学

## ——心脏和血管疾病

主　审　景在平　谷涌泉
主　编　李海燕　陆清声　莫　伟

U0235407

人民卫生出版社

**图书在版编目（CIP）数据**

随身看，随时学：心脏和血管疾病 / 李海燕，陆清声，莫伟主编 . —北京：人民卫生出版社，2019

ISBN 978-7-117-29174-3

Ⅰ.①随… Ⅱ.①李…②陆…③莫… Ⅲ.①心脏血管疾病 – 防治 Ⅳ.①R54

中国版本图书馆 CIP 数据核字（2019）第 248190 号

| 人卫智网 | www.ipmph.com | 医学教育、学术、考试、健康，购书智慧智能综合服务平台 |
| --- | --- | --- |
| 人卫官网 | www.pmph.com | 人卫官方资讯发布平台 |

随身看，随时学——心脏和血管疾病

主　　编：李海燕　陆清声　莫　伟
出版发行：人民卫生出版社（中继线 010-59780011）
地　　址：北京市朝阳区潘家园南里 19 号
邮　　编：100021
E - mail：pmph @ pmph.com
购书热线：010-59787592　010-59787584　010-65264830
印　　刷：北京盛通印刷股份有限公司
经　　销：新华书店
开　　本：710×1000　1/16　印张：12
字　　数：190 千字
版　　次：2019 年 12 月第 1 版　2019 年 12 月第 1 版第 1 次印刷
标准书号：ISBN 978-7-117-29174-3
定　　价：49.00 元

打击盗版举报电话：**010-59787491**　E-mail：**WQ @ pmph.com**
质量问题联系电话：**010-59787234**　E-mail：**zhiliang @ pmph.com**

# 编者名单

**主　审**　景在平　谷涌泉

**主　编**　李海燕　陆清声　莫　伟

**副主编**　植艳茹　李松华　郭淑芸　王金萍

**编　者**（按姓氏笔画排序）

于黎明　陕西中医药大学附属西安大兴医院
　　　　介入血管科

王　栋　空军军医大学唐都医院血管外科

王　磊　空军军医大学唐都医院血管外科

王金萍　上海长海医院血管外科

史承勇　上海长海医院心内科

付　立　上海东方肝胆外科医院护理部

丛龙龙　西安交通大学第一附属医院血管外科

冯　骏　西安交通大学第一附属医院血管外科

朱国献　深圳市第二人民医院血管外科

刘丽萍　重庆医科大学附属第一医院血管外科

齐加新　山东省立医院血管外科

汪海燕　上海长海医院肾内科

李　蓉　上海长海医院血管外科

李　燕　南京市第一医院介入血管科

李冬梅　上海长海医院神经外科

李松华　上海长海医院心内科

李海燕　上海长海医院血管外科

张　章　空军军医大学唐都医院血管外科

邱　群　上海长海医院普外科

陆清声　上海长海医院血管外科

林　环　深圳市第二人民医院血管外科

赵春艳　同济大学附属东方医院心内科

赵慧华　同济大学附属东方医院心内科

段　霞　上海市第十人民医院心脏中心

莫　伟　湖南省人民医院介入血管科

郭志福　上海长海医院心内科

黄松群　上海长海医院心内科

黄建业　上海长海医院普外科

郭松林　空军军医大学唐都医院血管外科

郭淑芸　河北医科大学第二医院血管外科

梁爱琼　中国人民解放军南部战区总医院
　　　　心血管外科中心

植艳茹　上海长海医院血管外科

喻　英　山西白求恩医院血管外科

储丹凤　上海长海医院皮肤风湿免疫科

蔡　英　上海长海医院神经外科

**秘　书**　俞瑞麟　海军军医大学第六大队十八队

# 序

　　近年来,心血管系统疾病的发病率呈逐年上升趋势,已成为威胁大众健康的重要原因之一。如果说结核病是昔日"贫穷病"的代表,那么心血管疾病已日渐成为今日"富贵病"的典型,并日益呈现出高发病率、高致残率和高致死率的"三高"特点。心血管疾病已然成为一种严重威胁人类健康的常见病,即使应用目前最先进的治疗手段,仍可有部分患者生活不能完全自理,全世界每年死于心脑血管疾病的人数更是高达 1 500 万人,居各种死因首位。

　　其实,心血管疾病并没有想象中那么可怕,因为早期预防、早期发现和早期治疗,可以延缓疾病进展、降低并发症的发生率,有利于维护患者的健康。目前,大众对于心血管疾病的重视程度并不一致,很多人没有养成健康的生活习惯,也不知道如何预防和治疗疾病。欣闻中国医师协会腔内血管学专业委员会护理专家委员会和国际血管联盟中国分部护理专业委员会的护理骨干们利用休息时间,编写出这本适合大众阅读的《 随身看,随时学——心脏和血管疾病》来帮助大家维护健康、建立正确的生活方式,我认为是一件非常有意义的事情。这本书凝结了一批优秀周围血管、心血管、脑血管医护人员的创新智慧,我对他们的辛勤付出表示感谢。本书内容全面系统、语言科学严谨、表达深入浅出,生动形象地介绍了心脏和血管疾病健康保健知识、常见疾病的诊治方法等。作为科普图书其科学准确、实用有效,是一本值得大众仔细阅读的好书。

景在平　谷涌泉

2019 年 6 月

# 前言

　　在我读大学的时候，我的临床课老师曾经和我分享过一篇《心内科医生的日记》，有一段话让我至今难忘——有时我有这样的感觉：当我站在湍急河流的岸边，忽然听到落水者的呼救声，便急忙跳入河中，游到跟前，将他拖到岸边，立即做人工呼吸；当他刚恢复呼吸时，忽从河中又传来落水者的呼救声，便又跳入河中，将他推到岸边，做人工呼吸；当他刚恢复呼吸时，河中再次传来落水者的呼救声，我再次返回河中，将他推到岸边，做人工呼吸……一遍又一遍无休止地重复着这些步骤，你可想而知我只忙于救人，而无暇顾及是哪个恶魔将这些人推入河中……这篇日记形象生动地描述了在临床一线的医护人员每天繁忙的工作状态。作为工作在临床一线的护理人员，这段文字值得我们深思，我们每天都忙于"救人"的工作，却很少有时间教会患者预防疾病。

　　目前，心脏和血管疾病的发病率越来越高，严重影响了大众的日常生活。为了不断提高患者及家属对于心脏和血管疾病防病和治病的依从性，作为临床一线的护理管理者，我们努力想办法来改进我们的工作，不断丰富健康教育的形式和内容，让更多的心血管疾病患者从中受益，让没有心血管疾病的人群可以少得或者不得心血管疾病。因此，我们组织医疗和护理方面的专家积极编写了这本《随身看，随时学——心脏和血管疾病》，希望这本书可以帮助有潜在心血管疾病风险的人群或已经患有心血管疾病的患者建立正确的生活方式，养成健康的生活习惯，积极配合医生的治疗，将心血管疾病扼杀于"摇篮"之中，真正做到"防患于未然"，让广大临床一线的医护人员从每日疲于奔命的"救人"中解放出来，有更多的时间为大众提供健康保健服务。

　　本书直接切入血管疾病（包括周围血管、心血管、脑血管疾病）关键点、聚

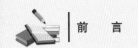 

焦老百姓的日常疑问,采用生动、通俗易懂的语言,介绍了运动、饮食、睡眠、心理等健康保健知识,是一本老百姓喜闻乐见的科普图书。

非常感谢作为全国护理科普教育基地的上海长海医院等多家单位的大力支持,非常感谢本书各位编者在百忙之余完成书稿。由于能力和时间有限,在本书的编写过程中,可能存在不足之处,敬请各位读者批评指正。

**李海燕**

2019 年 6 月

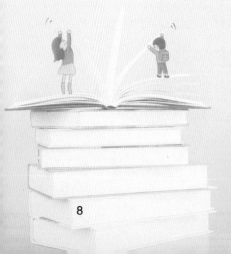

# 目录

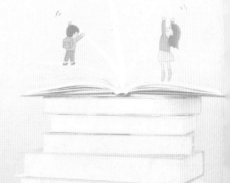

# 第一章

# 心脏和血管疾病你知多少

　　很多心脏或血管疾病患者在就诊时，往往并不是单独存在某一种疾病，而是多种心脏和血管疾病并存，如患有高血压的同时也可能伴有冠心病、心律失常等。所以了解心脏和血管疾病的特点，有助于全面防治这类疾病。

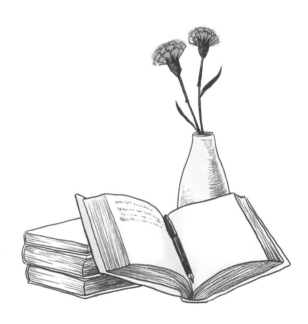

# 人类健康的"沉默杀手"

## ——高血压

血压就是血液在流动时,对血管壁造成的侧压力。血压随着心脏的收缩和舒张而波动,心脏收缩时,心脏的血液射向血管,此时血压最高,称之为收缩压;心脏舒张时,血压逐渐降低,最低时的血压称之为舒张压。如测量到的血压是120/80mmHg,即收缩压为120mmHg,舒张压为80mmHg。

### 高血压怎么判定

在没有应用降压药的情况下,非同一天测的血压其收缩压≥140mmHg和/或舒张压≥90mmHg超过3次,就可以诊断为高血压。按血压高低水平可以将高血压分为1~3级。值得注意的是,如果患者既往有高血压史(被正规医疗机构诊断为高血压),目前正在服用降压药,即使测的血压值尚达不到高血压标准,也应该被诊断为高血压。

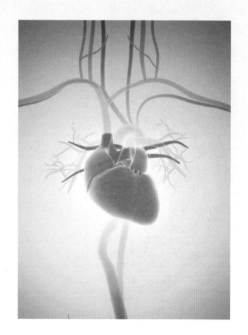

高血压分级

| 分类 | 收缩压（mmHg） | | 舒张压（mmHg） |
|---|---|---|---|
| 正常血压 | <120 | 和 | <80 |
| 正常高值 | 120~139 | 和 / 或 | 80~89 |
| 高血压 | ≥ 140 | 和 / 或 | ≥ 90 |
| 1 级高血压（轻度） | 140~159 | 和 / 或 | 90~99 |
| 2 级高血压（中度） | 160~179 | 和 / 或 | 100~109 |
| 3 级高血压（重度） | ≥ 180 | 和 / 或 | ≥ 110 |
| 单纯收缩期高血压 | ≥ 140 | 和 | <90 |

## 哪些人群容易患高血压

父母双亲均是高血压患者，其子女患高血压的概率为 45%；双亲有一方为高血压患者，其子女患高血压的概率为 28%。

此外，超重、高龄、高血脂症、绝经、长期食用太咸的食物、过度饮酒和吸烟以及焦虑、抑郁等人群容易患高血压。

## 注意，这些可能是高血压的表现

一般患者早期症状常不明显，体检时才被发现血压升高。高血压中期的患者表现为头痛、头晕、颈部扳紧感、耳鸣、心慌、眼花、注意力不集中、记忆力减退、手脚麻木、疲乏无力、易烦躁、不明原因的鼻出血等症状。一般而言，与处于高血压早期或者是有症状的患者相比，更为可怕的是那些在疾病发生、发展过程中已经适应异常血压，以为自己没事，其实已经到了很严重的阶段的患者，这部分患者需要时常测量血压，血压高时必须接受正规治疗，不能等到有症状才治疗。

## 高血压有哪些危害

长期高血压可引起动脉粥样硬化，导致血管管腔变窄，从而引起供血

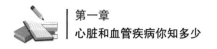

不足。

如果血管管腔狭窄发生在供应心脏的冠状动脉,就是冠心病。

如果血管管腔狭窄发生在脑部,就会造成脑卒中。

如果血管管腔狭窄发生在肾脏,会造成肾功能不全等。

高血压典型的特点就是日积月累地损害着靶器官,一旦靶器官不能代偿这些损害,如心脏、大脑、肾脏出现问题,则往往会危及生命。所以,常常将高血压称为人类健康的"沉默杀手"。血压越高、患病时间越长,再加上吸烟、酗酒、肥胖、缺乏运动等危险因素,心、脑、肾等受到损害的程度就越严重,心血管病的发病风险就越大。

 ## 生活中,测量血压应该注意什么

### 自我监测血压

要了解自己的血压水平情况,可以定期测量血压。年龄 ≥ 18 岁的成年人,建议每 2 年测一次血压;年龄 ≥ 35 岁,建议每年测量一次血压;对易患高血压的人群(如血压 130~139mmHg/85~89mmHg、肥胖、长期过量饮酒、有高血压家族史等),建议每 6 个月测量一次血压。

有些人认为自己在家中测量的血压不准确,这种认识是片面的。自己在家中测量血压时的状态放松,不受因医务人员引起的紧张情绪的影响,能反映平常状态的血压值。在不同的时间和状态下多次测量自己的血压,能够更全面地了解到自己的血压。

每个人的血压在一天内是存在波动的。血压一般白天高,晚上 8 时起逐渐下降,至夜间 2~3 时降至最低,凌晨血压急剧上升,至上午 6~8 时达到最高峰,然后持续波动在较高程度,至下午 4~6 时出现第二高峰后逐渐下降。

### 血压计的选择

选择经认证的上臂式电子血压计或符合标准的台式水银柱血压计,血压计要定期校准。袖带的大小适合患者上臂臂围,袖带气囊至少覆盖 80% 上臂周径,常规袖带长 22~26cm,宽 12cm,上臂臂围大者应换用大规格袖带。

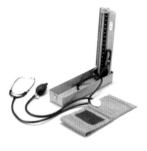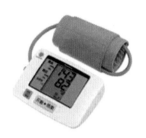

水银血压计　　　　　　　　　电子血压计

测量血压注意事项

　　测量血压时要排空膀胱、保证周围环境舒适等；脱去毛衣等厚的衣服，裸露手臂或仅穿贴身薄衣进行测量；尽可能每天选取同一时间段测量血压；一般取坐位而且要保持身体挺直；将血压袖带的中心点与心脏保持在同一高度，使用同一血压计测量同一侧手臂的血压；最后做好相应的记录，以便就诊时给医生翻阅。

（赵春艳　赵慧华）

# 心脏里的血管也会出毛病

## ——冠心病

　　心脏就像一个泵，把血液送到全身各处，供给人体需要的营养。但是心脏自身也需要氧气和各种营养物质，那谁负责输送呢？答案是心脏的动脉——冠状动脉。心脏有左、右两支冠状动脉，这两支动脉还有不少分支，可以把养分送到心脏的肌肉里。如果冠状动脉某一段出现粥样硬化性斑块，堵住了动脉，心肌得不到血液供应，心肌细胞就会缺血缺氧，患者就会出现如胸闷、胸痛等症状,这就是冠心病。

## 哪些人群容易患冠心病

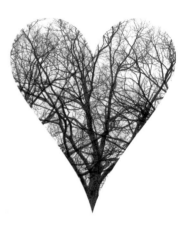

- 吸烟者:每天吸烟20支以上可使患冠心病风险增加2~3倍;
- 血脂高者:主要指高胆固醇血症患者;
- 高血压或糖尿病患者:高血压患者患冠心病的风险比血压正常者要高4倍;
- 有冠心病家族史的人;
- 中老年人:多见于40岁以上的中老年人,男性多于女性;
- 绝经后女性;
- 压力大的人,例如脑力劳动者多于体力劳动者。

## 注意,这些可能是冠心病的表现

冠心病是中老年人的常见病和多发病,处于这个年龄阶段的人,尤其是有冠心病危险因素,如高血压、糖尿病、高胆固醇血症、长期吸烟等。在日常生活中,如果出现下列情况,要及时就医,尽早发现冠心病,以免延误病情。

- 劳累或精神紧张时出现胸骨后或心前区闷痛,或紧缩样疼痛,并向左肩、左上臂放射,持续3~5分钟,休息后自行缓解。
- 体力活动时出现胸闷、心悸、气短,休息时自行缓解。
- 出现与运动有关的头痛、牙痛、腿痛等。
- 饱餐、寒冷或看惊险影片时出现胸痛、心悸。
- 夜晚睡眠枕头低时,感到胸闷憋气,需要高枕卧位方感舒适;熟睡或白天平卧时突然胸痛、心悸、呼吸困难,需立即坐起或站立方能缓解。
- 性生活或用力排便时出现心慌、胸闷、气急或胸痛不适。
- 听到周围的锣鼓声或其他噪声便感觉心慌、胸闷。
- 反复出现心律不齐、不明原因心跳过速或过缓。

## 做哪些检查可以及时发现冠心病

可以进行心电图、动态心电图、平板运动试验、心脏彩超等检查。要明确冠心病的诊断,目前有两个金标准的检查,一个是冠状动脉 CT 血管造影,另一个是冠状动脉造影。前者在门诊属于无创检查,后者检查需要住院,属于微创检查,如果发现冠状动脉严重狭窄或者堵塞,还可以直接进行治疗。

## 生活中,该如何预防冠心病的发生

我们通常将冠心病的预防归纳为"ABCDE"疗法。

A:使用阿司匹林(aspirin)、抗心绞痛药物(anti-angina drugs)、血管紧张素转化酶抑制剂(ACEI)/ 血管紧张素 Ⅱ 受体拮抗剂(ARB);

B:使用 β 受体阻滞剂(beta-blocker β),有效控制血压(blood pressure);

C:降低胆固醇(cholestero1)、戒烟(cigarettes);

D:有效防治糖尿病(diabetes),控制饮食(diet)与体重;

E:落实健康教育(education),积极体育锻炼(exercises)。

## 冠心病患者常见的误区有哪些

- 在发生心绞痛等症状时,把它当作一般的小毛病,认为稍作休息就能缓解,结果贻误了最佳治疗时机;
- 在发生急性心肌梗死时,以为吃"速效救心丸"等普通药物就能挺过去,而不是及时赶往医院抢救,以致延误治疗,危及生命;
- 认为心脏手术危险,很多人在紧急救命时仍不愿选择创伤小、疗效好的心脏介入手术,结果错失救治良机。

经大量的临床医学研究证实,急性冠心病患者在发病 2 小时内的救治效果最佳。因此,急性冠心病患者应抛弃思想顾虑,力争及早到医院防治,以获得最佳治疗效果。

**(赵春艳  赵慧华)**

# 心脏累了也罢工

## ——心力衰竭

心力衰竭是各种心脏病的严重阶段。心脏是一个永不停息的器官,它负责运送血液到全身各处,一旦心脏不能向全身泵出足够的血液,心力衰竭就会发生。

### 哪些人群容易患心力衰竭

有感染、心律失常、肺栓塞、劳力过度、妊娠和分娩、贫血与出血以及其他情况(如输液过快、过多,电解质紊乱等)的人群。这些因素使心脏不堪重负,从而诱发心力衰竭。心脏也"有血、有肉",累了当然要"罢工"。

### 注意,这些可能是心力衰竭的表现

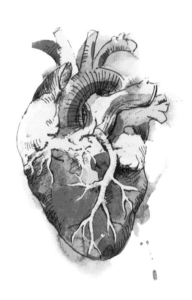

左心衰竭的临床表现

- 活动后出现劳力性呼吸困难;
- 入睡后突然因憋气而惊醒被迫采取坐位的夜间阵发性呼吸困难,高枕卧位、半卧位甚至端坐时方可使憋气好转的端坐呼吸;
- 咳嗽、咳痰和咯血;
- 体力下降、乏力和虚弱;

■ 少尿及其他肾衰竭症状。

右心衰竭的临床表现

因长期胃肠道淤血引起食欲缺乏、腹胀、恶心、呕吐、便秘及上腹疼痛症状；肾脏淤血引起肾衰竭，白天尿少，夜尿增多；肝淤血肿大，肝包膜被扩张，右上腹饱胀不适，肝区疼痛；单纯右心衰竭时通常不存在肺淤血，气喘没有左心衰竭明显。

全心衰竭的临床表现

其症状包括了左心衰竭以及右心衰竭的相关症状。

## 做哪些检查可以及时发现心力衰竭

临床上除了根据患者的临床症状和体征判断心力衰竭的类型和严重程度外，还可以做相关的辅助检查进一步明确。血液学检查为脑钠肽或 N 端脑钠肽前体；影像学检查包括 X 线胸片、超声心动图、心脏磁共振、核素心室造影或核素心肌灌注及显像。

## 心力衰竭患者的家庭急救措施有哪些

心力衰竭患者在感冒流行季节或气候骤变情况下，患者要减少外出，出门应戴口罩并适当增添衣服，患者还应少去人群密集之处。若发生呼吸道感染，导致肺感染，就会引起患者供血、供氧不足，加重心脏疾病，甚至发生更严重的后果。

对于出现心力衰竭，心脏随时都可能"罢工"的患者，在拨打急救电话后，家属应掌握以下方法：

■ 要将患者扶起，背后垫些衣物，使之呈半卧位，这样可减少回心血量，有利于减轻患者肺部的淤血，减轻呼吸困难。

■ 家中如备有氧气，可立即给患者吸入氧气。

■ 可给患者舌下含服一粒硝酸甘油或异山梨酯，以扩张血管，减轻心脏负荷。可给予小剂量镇静剂，如口服安定，以减轻焦虑。

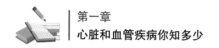

另外,需要强调的是,不要慌忙把患者送往医院,也不要随意搬运患者,因为搬运和送医院途中的颠簸,会增加心脏负担,使心力衰竭进一步加重,易并发或加重肺水肿,甚至会因此而造成患者的死亡。最好等待急救人员到来,在现场进行必要的急救后,再送往医院。

###  生活中,该如何预防心力衰竭的复发

**定期随访:**根据自身情况定期随访,最好固定医院、固定医生及固定时间。

**控制情绪:**避免情绪剧烈波动,特别要控制激动、愤怒等情绪。

**自我预防:**学会监测自己的心率、血压、体重以及避免呼吸道感染,每日检查下肢有无水肿情况。

**及时就医:**若出现胸闷、胸痛、心悸、气促、头晕、胃肠道不适、恶心、体重增加(3 天内增加 >2kg)、水肿等症状时应即刻就医。

**避免劳累:**每天应保证充足的睡眠,避免过多的体力劳动、熬夜等,起床时应当缓慢离开床铺。

(赵春艳　赵慧华)

# 怀揣小鹿般的心慌感

# ——心律失常

心率和心律有什么区别,很多人都分不清。心率是指心脏每分钟跳动的次数。安静清醒状态下,正常范围的心率为每分钟 60~100 次。正常人的心率可随状态不同而有变化,个体差异明显。女性的心率一般比男性稍快;安静或睡眠时心率减慢,运动时或情绪激动时心率加快;在某些药物或神经体液因素的影响下,会使心率发生加快或减慢;经常进行体力劳动和体育锻炼的人,平

时心率较慢。

心律是心脏跳动的节律，正常人心脏的跳动是有规律的，像钟摆一样滴答滴答，非常稳定地按照一定的节律跳动。如果心脏跳动的节律失去规律性或者跳动的频率过快、过慢，则称为心律失常。

心律失常可按其发作时心率的快慢分为快速性和缓慢性两大类，此种分类方法较为简便、实用。快速性心律失常包括窦性心动过速、期前收缩、阵发性室上性心动过速、房性心动过速、心房扑动、心房颤动、室性心动过速、心室扑动、心室颤动等；缓慢性心律失常包括病态窦房结综合征、房室传导阻滞等。

患心律失常的患者往往会有心慌（医学术语为心悸）、胸闷的感觉，有的患者描述像怀揣了小鹿，心脏跳得砰砰的，但并不是所有心律失常的患者都有同样的心慌感，有的患者没有症状，也有的患者一出现症状，就可能危及生命。

## 注意，这些可能是心律失常的表现

要及早识别心律失常，需要注意以下几点：

**注意识别心律失常的症状**　心慌是心律失常最常见的症状，患者主观上有"心跳沉重""心脏要跳出喉咙口""心脏停止搏动""心脏搏动紊乱"等感觉。除此之外，有些患者还会出现胸闷、胸痛、出汗、眼前发黑、头晕、疲乏无力甚至晕厥等症状。

**学会摸心跳、搭脉搏**　识别心律失常最简便且有效的方法就是摸心跳、搭脉搏，这样可以识别心跳太快或太慢，或者心律不规则，如发现有"心脏漏跳"，则多是有期前收缩。有些患者家中有电子血压计，可显示心率的快慢，这也是识别心律失常的有效方法。

**及时到医院就诊**　如若在家中感觉到心慌不适，但不能分辨心律失常，最可靠的方法还是到就近的医院，及时做心电图检查，发病时的心电图是宝贵的诊断依据，但普通心电图时间短，只能获得十几秒内的心律情况，必要的时候需要做 24 小时动态心电图来获得心律失常的证据。

**什么是 24 小时动态心电图，为什么需要做 24 小时动态心电图呢**

24 小时动态心电图就是 24 小时动态监测心电图变化的检查。如果在这段时间内，心慌发作了，24 小时动态心电图可以准确记录下心慌时心脏的情况,凭这张心电图可以明确出现心慌的症状是不是心律失常引起的。但是,有的人检查 24 小时动态心电图的时候没有心慌,也没有任何不舒服,动态心电图是不是白做了呢? 当然不是,即使在检测过程中没有发生明显的心慌和不舒服,24 小时动态心电图的结果对您来说也是有意义的,它能记录和证明您平时的心电图是否正常。

**进行 24 小时动态心电图检查时需要注意什么**

建议在检查 24 小时动态心电图时与平常一样工作、生活,尽量不要在检查 24 小时动态心电图的时候一整天躺着睡觉,这样反而影响医生观察心律的情况。同时需要在记录本上记录不舒服的时间点,这样可以便于医护人员对照当时的心电图情况,帮助疾病的诊断。

## 心动过速时为什么装自动复律除颤器

室性心动过速发作时常表现为突然发作的心慌,常伴头昏、乏力、血压下降、冷汗等,没有基础心脏病者常能耐受,而对于伴有器质性心脏病的患者常出现严重后果,如低血压、休克、急性左心衰竭,甚至死亡,需要积极抢救处理。在心动过速发作时,开始常用抗心律失常药物治疗,如果效果不佳或病情恶化,则需行直流电复律。特发性室性心动过速常可采用射频消融术根治,手术成功率较高,伴器质性心脏病的室性心动过速常需长期药物预防或安置自动复律除颤器以预防猝死。

## 心率慢需要治疗吗

心率慢首先要找原因,针对原因进行治疗。有的老年人迷走神经的张力比较高,心率低于 60 次 / 分的正常值,但高于 50 次 / 分,也没有什么不舒服,可以不治疗。再者,如果是在睡眠中测得的,这样的心率也不要紧。但若是冠心病引起的,可以选择造影观察血管情况,如血管堵塞可通过支架治疗;若是甲状腺功能减退引起的,补充甲状腺素就可以让心率恢复。还有的是正常生理情况下的心率减慢,平时运动多,心率相对较慢,只要不低于 50 次 / 分,一般不需要吃药。心率非常慢,低于每分钟 50 次,可以在医生的指导下口服药物。一般心率低于45次/分或停搏时间大于2.5秒,则需要考虑安装起搏器。所以,心跳慢的患者要及时到医院就诊,由医生找出原因来判断是否需要处理。

（段 霞 黄松群 李松华）

# 心脏的"门"出现问题

# ——风湿性心脏病

人的心脏就像是一个发动机,心脏瓣膜就相当于连接各心腔与血管间的"阀门",起着单向阀的作用,使心脏泵出的血液只能经一个方向不倒流。当风湿性心脏病发展到一定程度时,心脏的瓣膜就会出现问题,就像房间的门坏了,阀门打不开(瓣膜狭窄)或者关不严(关闭不全),就会导致发动机工作失常,机器劳损,动力下降,造成心力衰竭。

## 哪些人群容易患风湿性心脏病

有风湿热病史,主要为A组乙型溶血性链球菌感染后引起的患者,并且一年四季均可发病,以冬春阴雨季节多见,寒冷和潮湿是重要的诱因。而拥挤的居住条件、营养不良以及医疗条件差会增加链球菌的繁殖和传播,造成该病的流行。

## 注意,这些可能是风湿性心脏病的表现

早期可无明显症状,多表现为轻微的活动后气喘,疲乏无力。然而随着疾病进展,可出现心脏增大、心慌以及胸闷,晚期可出现心力衰竭的症状,表现为重度呼吸困难、夜间不能平躺、咳大量粉红色泡沫状痰、双下肢水肿以及尿少

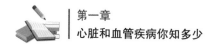

等,最终可因心力衰竭死亡。

 ## 做哪些检查可以及时发现风湿性心脏病

超声心动图检查是诊断心脏瓣膜病变的首选方法,也是临床诊断本病的主要手段。它可直接观察评估瓣膜狭窄及返流程度,还可为患者病后是否需要手术或选择哪种手术方式提供依据。此外,还需结合血液检查结果,风湿性心脏病患者抽血可见抗链球菌溶血素"O"、C反应蛋白和红细胞沉降率(ESR)等指标明显升高。

 ## 治疗风湿性心脏病的手术方法有哪些

心脏瓣膜是狭窄还是关闭不全,其手术方案略有不同。目前常用的手术方案为人工瓣膜置换术。对于个别瓣膜狭窄者,可选择瓣膜成形术和球囊扩张术。总体而言,对于重度瓣膜狭窄或关闭不全者或出现心力衰竭症状的患者,应尽早选择手术治疗。

心脏瓣膜置换手术存在一定的手术死亡率,影响死亡率的因素主要是术前患者的心脏功能,只有在心脏瓣膜置换术前心脏功能保持较好的状态,才能将手术危险性减至最低并且术后获得的效果最好。

### 特殊人群进行瓣膜置换术需要注意什么

一般手术后需有2年的心功能恢复期,当个体的情况改善,心脏功能基本恢复到最佳状态,女性患者方可考虑怀孕。具体应咨询心内、外科医生,评估全身情况和心功能状况,同时经妇产医生检查无其他情况后方可考虑妊娠。

孕妇施行心脏瓣膜手术相当困难与复杂,即使在良好的条件下,包括有良好的体外循环技术与手术操作,仍可能出现胎儿窘迫等并发症。因此,只有存在顽固性症状,尤其是出现低心排血量综合征时,才应选择手术。

儿童患者应尽可能选择整形修复。一般儿童在7~8岁以后才能安装人工心脏瓣膜。而且随着儿童的生长发育,人工瓣膜的有效口径不够大,等到一定年龄后还需重新置换,且儿童容易漏服抗凝药,故只有当瓣膜损坏无法修复时,才考虑作瓣膜置换手术。

### 怎样选择适合自己的瓣膜

置换瓣膜分机械瓣和生物瓣,两者的选择没有绝对性,可以根据自身的年龄、一般状况、合并症以及自身的生活、工作、体力、心理因素、经济条件、个人主观意愿等方面综合考虑。一般来说,生物瓣膜适合于60岁以上的老年患者。特别是窦性心律患者,只要不愿接受抗凝治疗,无论年龄大小均可选用生物瓣膜。

### 瓣膜置换手术后可以进行磁共振检查吗

是否可行磁共振检查,需根据手术所植入的瓣膜或成形环的材料种类而定。使用普通金属材料的机械瓣,不能进行磁共振检查;非铁磁性的钛合金材料,则大多可以,但需到有经验的医院在密切监测下完成。检查前应及时告知医生情况。现已出现第四代人工心脏瓣膜,采用热解碳制成,不影响患者接受磁共振检查。对于部分不能行磁共振检查的患者,可用CT或增强CT检查代替。

## 风湿性心脏病患者术后需要注意什么

按时服药:包括服用抗凝药、强心利尿药、抗心律失常药等;

预防感染:预防呼吸道炎症、牙周炎、皮肤疖肿、泌尿系感染等,一经发现应及时控制;

增强体质:保持适当活动量,量力而行,循序渐进;

身心愉快:保持精神愉快,心情舒畅,乐观自信;

饮食调整:不忌食,增加营养,补充蛋白质和维生素,心功能较差者限饮水,禁食对抗凝药物药效有影响的食物;

定期复查:术后3个月应复查,根据检查结果调整用药。

## 生活中,该如何预防风湿性心脏病的发生

预防风湿性心脏病就是要预防风湿热的发生和发展,如:

- 提高生活水平,改善居住和工作环境,避免受冷、潮湿、劳累、饥饿;

- 加强身体锻炼,加强营养,增强机体抵抗力;

- 积极治疗感冒、扁桃体炎、咽喉炎、中耳炎、猩红热、上呼吸道感染等原发病,避免强体力劳动,以免加重病情,必要时可做扁桃体摘除手术;

- 对于反复发作风湿热者,可注射长效青霉素星苄西林,青霉素过敏者或不愿肌注青霉素者可口服红霉素等,预防链球菌感染。

(梁爱琼)

# 可怕的"麻将风"

## ——脑出血

脑出血即出血性脑卒中又被称为脑溢血,就是营养大脑的动脉——脑动脉出现了破裂,血液跑到脑血管以外,引起患者出现剧烈头痛、呕吐甚至昏迷不醒等症状,是脑卒中的一种。情绪激动或劳累过度可以诱发这一疾病,由于好发于熬夜打麻将等情绪激动人群,因此,这个疾病又常常被老百姓称为"麻将风"。

## 注意,这些可能是脑出血的表现

脑出血起病急骤,发病突然、进展快,早期发现很重要。

当出现这些症状应提高警惕:

- 突然面部或肢体麻木、无力;
- 突然一侧或双侧眼睛看不清东西;
- 突然出现没有原因的严重头痛;
- 突然昏迷;
- 突然行走困难、头晕,身体失去平衡。

## 做哪些检查可以及时发现脑出血

头颅 CT 检查为急性期脑出血首选的影像学检查方法。头颅 CT 能够快速、清晰地显示脑出血特征性的高密度病灶,尤其在急性期能准确显示血肿的部位、大小、出血量等。脑出血亚急性期以后,可选择磁共振检查。

脑出血病情凶险、死亡率非常高,是急性脑血管病中最严重的一种。中老年人是脑出血发生的主要人群,以 40~70 岁为最主要的发病年龄,脑出血的原因主要与高血压脑血管的病变等有关。

## 脑出血患者的家庭急救措施有哪些

当看到家人倒在厕所、浴池等狭小场所,要尽快转移到宽敞之处。同时,立即将患者平卧、头偏向一侧,给患者松解衣领,解开上衣扣,开窗通风,不要给患者任何药物。

迅速拨打 120 急救电话,在救护车到来之前,必须保证患者气道通畅,有义齿的患者取下义齿,安慰患者避免情绪激动升高血压。如果患者口中有食物,可将其抠出来,避免误吸或误吞。如患者在呕吐,尽量擦尽口中呕吐物,并将其侧卧,同样防止呕吐物倒吸。如果患者站立不稳,要避免让其单独活动,防止其跌倒。患者昏迷并发出强烈的鼾声,表示其舌后根已经下坠,可用手帕

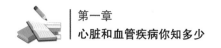

或纱布包住患者舌头,轻轻向外拉出。

准备送医时,熟悉病情的亲戚朋友最好跟上,以便准确快速地向医生交代病情。记得带上病历本和患者平时常吃的药,让医生对患者基本情况有更准确的了解。

## 脑出血有哪些治疗方法

医生会根据患者的病情决定治疗方案,如果是单纯的高血压、动脉硬化引起的脑出血,治疗首要原则是保持患者安静,稳定血压,防止继续出血。根据情况,适当降低颅内压,防治脑水肿,维持水电解质平衡、血糖、体温平稳,防止各种颅内及全身并发症。一般在出血量较大的情况下考虑手术治疗,手术治疗的主要目的在于及时清除血肿、解除脑压迫、缓解严重颅内高压及脑疝、挽救患者生命,并尽可能降低由血肿压迫导致的继发性脑损伤和残疾。

脑出血的手术方式一般包括开颅血肿清除术或微创穿刺引流术。但是对于动脉瘤破裂导致的蛛网膜下腔出血、血管畸形破裂导致的脑出血必须采取外科手术治疗,否则会反复出血。手术方式包括开颅手术和介入栓塞两种。介入栓塞是一种微创的治疗方式,通过大腿上的股动脉穿刺即可完成手术,创伤小,恢复快,现已成为首选的治疗方法。

## 生活中,该如何预防脑出血的发生

稳定血压:积极控制高血压,必须长期、有效、积极地控制血压在正常范围内,必须早期发现并及时治疗高血压,定期检查,确诊高血压后就应坚持服药治疗,以降低及稳定血压,防止血压反跳及过度波动。对患有冠心病、糖尿病、高脂血症、免疫性疾病等要积极治疗和控制。

戒烟戒酒:酒和烟都能使血管收缩、心跳加快、血压上升、加速动脉硬化,有高血压、冠心病、脑动脉硬化的人,应戒烟酒。

饮食调节:饮食要注意低脂、低盐、低糖。少吃动物的脑、内脏,多吃蔬菜、水果、豆制品,配适量瘦肉、鱼、鸡蛋。

避免劳累:体力劳动和脑力劳动不要过于劳累,超负荷工作可诱发脑出血。

预防便秘:大便燥结,排便用力,不但会造成腹内压升高,血压和颅内压也同时上升,极易使脆弱的小血管破裂而引发脑出血。预防便秘,多吃一些富含膳食纤维的食物,如青菜、芹菜、韭菜及水果等。适当的运动或早晨起床前腹部自我保健按摩或用适量的药物,如麻仁丸、蜂蜜口服,开塞露、甘油外用,可有效防治便秘。

**小提醒**

**脑出血患者要是症状好转,还需要去医院。**

我们知道脑出血后由于"覆水难收",几乎不会短时间内症状自发缓解。但也会有少部分患者很快症状缓解或者部分症状缓解,这时开始盲目乐观了"我睡一觉起来可能就全好了"。在这里我们再次提醒大家,千万不要被眼前的表象迷惑,因为很多症状自发缓解的患者最后都可能在短时间内症状再次加重。

(李冬梅)

# 脑部交通"瘫痪"了

# ——脑梗死

脑梗死即缺血性脑卒中,俗称中风或脑梗,是指供应大脑的动脉血管因为血栓或狭窄等导致血流不通畅,相应的脑组织缺血缺氧,出现脑组织坏死而引起一系列的症状表现。

## 哪些人群容易患脑梗死

脑梗死包括脑血栓形成和脑栓塞。脑血栓形成多见于患有高血压、高血脂、糖尿病并且有吸烟和饮酒史的中老年人，脑动脉管壁上出现了脂肪斑块的堆积，形成血凝块使血管阻塞，也可能是向脑输送血液的颈部血管形成了斑块，斑块脱落后随着血液循环到达脑血管，堵塞在脑动脉中。就像下水道中经常会有淤泥沉积一样，这些沉积物会逐渐增多，可使动脉管腔狭窄，导致血流减慢，有时候可以使动脉完全阻塞，致脑部交通"瘫痪"，就会发生脑梗死。还有些人是因为心脏内壁或瓣膜上的血栓随着血流被带到脑内，由于脑部的动脉比较细，一旦栓子到达它不能通过的脑动脉，就会停留在那里阻塞血管。

临床资料显示 2/3 以上的脑梗死患者首次发病年龄是 60 岁以上，但这并不能说明年轻人就可高枕无忧了。现在，脑梗死已经出现年轻化的趋势。年轻人也要纠正不健康的生活方式，积极筛查致病因素并给予相应的治疗，才能远离脑梗死。

## 脑梗死有哪些高危因素

- 高血压是最主要的独立危险因素；
- 糖尿病；
- 心脏疾病，如风湿性心脏病、冠心病；
- 血脂代谢紊乱，低密度脂蛋白是引起动脉粥样硬化的最主要脂蛋白；
- 短暂性脑缺血发作是缺血性脑卒中的一个类型，也是缺血性脑卒中的先兆或前驱症状；
- 吸烟与酗酒；
- 血黏度增加时脑血流量下降，其中红细胞比积增高和纤维蛋白原水平增高是缺血性脑卒中的主要危险因素；
- 肥胖与超重均为缺血性脑卒中的危险因素；
- 年龄是动脉粥样硬化的重要危险因素，动脉粥样硬化程度随年龄增高而增加；

■ 心理压力大和遗传因素。

## 注意,这些可能是脑梗死的表现

脑梗死患者出现早期症状往往被忽视而没有紧急送医院,最终延误了治疗。起病突然,在安静或活动时突然出现下列症状,必须高度警惕,常见的症状主要有:

- 一侧肢体没有力气,有时表现为突然跌倒;
- 一侧面部或肢体突然麻木,感觉不舒服;同侧眼睛看不见东西;
- 说不出话,或听不懂别人及自己说的话,不理解也写不出以前会读、会写的字句;
- 看东西天旋地转或感觉自身旋转伴恶心、呕吐;看东西成双影;
- 发音、吞咽困难,说话舌头发笨,饮水呛咳;
- 走路不稳,左右摇晃不定,动作不协调。

这些症状有时单独出现,有时同时出现,在几分钟或者几秒钟内可以缓解,千万不要抱有侥幸心理会挺过去。一旦突然出现上述症状,必须立即拨打急救电话"120",紧急送到有条件的医院救治。

"FAST"初步判断脑梗死

F 代表面部(face):请您的家人微笑,观察一侧面部是否有表情、僵硬,或者眼睑、嘴角下垂。

A 代表上肢(arm):请您的家人将双臂抬高平举,观察一侧手臂是否无力下垂。

S 代表语言(speech):请您的家人重复一个简单的句子,辨别发音是否清晰及语句是否准确。

T 代表时间(time):发现上述任何一条症状,记下发作时间,拨打 120 急救电话,争取最佳治疗时间。

## 做哪些检查可以及时发现脑梗死

■ 头颅 CT 检查为急性期脑梗死首选的影像学检查方法。

■ 头颅磁共振（MRI） 因为头颅 CT 灵敏度不够,发现梗死影像的时间较晚,因此就有必要选择 MRI。对于有些特殊部位,如小脑和脑干,或微小的梗死,有时候即使做了 CT,医生还会给患者做 MRI。MRA 也是磁共振的一种,能直观并多角度地观察颈部或脑动脉所发生的狭窄或闭塞病变。

■ 心脏检查:之所以检查心脏,一是因为患脑梗死后,心脏会受到不同程度的影响,二是因为脑梗死有可能是心脏疾病所致,如心房纤颤或其他原因造成心腔内有血凝块,血凝块脱落以后会顺着血流进入脑动脉,造成脑动脉堵塞,所以,脑梗死患者一定要查心脏。医生会根据病情需要安排心电图、超声心动图等检查。

■ 脑动脉造影（DSA）:DSA 是观察脑动脉病变最精确的方法,需要从股动脉(大腿根处)插入一根很细的导管,进入到颈部动脉,注入造影剂,在 X 线透视下能把颈和脑部的每一条血管都显示得清清楚楚,使动脉看起来像一棵树一样,无论树干还是树枝发生病变,DSA 都能够发现。

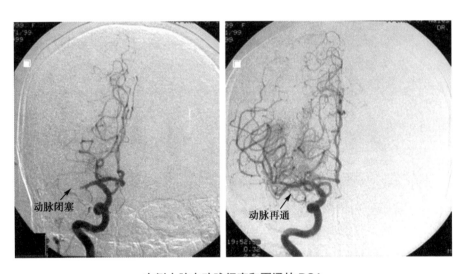

右侧大脑中动脉闭塞和再通的 DSA

## 脑梗死患者的家庭急救措施有哪些

患有高血压、心脏病或糖尿病的患者,突然头晕、头痛或晕倒,随后出现口眼歪斜、流口水、说话含糊不清或呕吐、一侧肢体瘫痪等症状,就很可能是脑梗死。急性缺血性脑梗死最佳治疗时机是发病 3 小时内,早期处理一刻千金,必须分秒必争。迅速拨打急救电话"120",尽快送至有能力治疗的专业医院,具体措施与突发脑出血急救措施相同。患者入院后,需要家属尽量详细且尽快告知医生患者的发病时间、发病时的状态、发病后的症状,以便医生及时了解病情、病因和做出治疗方案。

## 急性脑梗死有哪些治疗方法

使血管再通复流是目前最好的治疗方法。血管再通复流可以通过静脉溶栓、动脉溶栓及动脉取栓等方法来实现。

- 静脉溶栓适用于发病在 3~4.5 小时内的急性脑梗死患者,通过静脉输注溶栓药物迅速溶解血栓恢复血流,挽救缺血缺氧濒死的脑组织。
- 如果是大血管堵塞,还可以动脉溶栓。动脉溶栓是将很细小的导管放置到血管内血栓的位置,接触性使用溶栓药物,这样可以更集中靶向用药,减少溶栓药物的用量,还可以延长溶栓的时间窗至 6~8 小时。
- 动脉内溶栓的同时还可以使用支架取栓,把血栓拉出来,或者用特殊导管把血栓拉出来,时间越长抢救的机会就越来越小。

## 脑梗死患者出院后需要注意什么

脑梗死患者需长期服用抗血小板聚集药物和降血脂药物。要学会正确服用药物,清楚药物的名称、剂量、服用时间、注意事项,更重要的是明白用药的目的和重要性,保持情绪的稳定,严格戒烟酒、清淡饮食、严格控制体重,遵医嘱定期复查,发现异常,及时就诊。

## 生活中,该如何预防脑梗死的复发

脑梗死的特点之一就是容易复发。据报道,约有 1/3 的患者在 5 年内可能复发。一旦复发,治疗更加困难。所以对脑梗死患者来说,应预防复发。脑

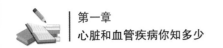

梗死第一次发病后,经过治疗,临床症状得到了控制,但病因却没有完全消除。只有坚持长期治疗,控制病情进展,才有可能减少复发风险。总之,脑梗死的复发问题应予以高度重视。在恢复期除应积极采取各种康复措施外,还应注意治疗原发病,预防脑梗死的复发。

(李冬梅)

# 人体内的"不定时炸弹"

# ——腹主动脉瘤

人体有一条最粗大的动脉血管,叫主动脉,是人体动脉血管的主干。主动脉从心脏出发,上升到颈部,再往下穿过胸腔、腹腔,直至我们的双腿。腹主动脉瘤是在腹部的主动脉某一段出现了病变,血管壁弹性下降,在不断承受血流冲击压力下而形成的局部或者广泛性的永久扩张。正常成年人腹主动脉的直径约2cm,当直径大于3cm就被诊断为腹主动脉瘤。通俗点说,就像一个充气的肥皂泡一样,越扩越大。但它仅仅是外观形似瘤,而不是通常意义上所说的肿瘤,更不存在良性和恶性之分。

动脉硬化是形成腹主动脉瘤最常见,也是最主要的原因。还有一部分腹主动脉瘤是由创伤、感染等原因引起的。

## 哪些人群容易患腹主动脉瘤

- 伴有高血压、高血脂、吸烟、冠心病、脑血管病的人易发;
- 55岁以上的男性、70岁以上的女性易发;
- 父母、子女以及兄弟姐妹中有腹主动脉瘤的人易发。有报道称约有28%的患者,其父母或者兄弟姐妹中有腹主动脉瘤。

## 注意,这些可能是腹主动脉瘤的表现

多数患者一般没有明显表现,或仅仅感到轻度不适,一般情况下,体型消瘦的患者可以在自己的腹部触摸到有搏动感的包块;少数患者有比较明显的腹部疼痛,这种疼痛可能会表现为腰背部疼痛,而比较剧烈的腹痛需要引起足够的重视,因为这多提示有动脉瘤破裂的趋势,或已经发生了破裂;如果动脉粥样硬化的斑块碎屑或血栓脱落,有可能会引起下肢动脉栓塞,而发生下肢缺血(下肢感到发凉、麻木、疼痛等);如果动脉瘤压迫肠道会有可能发生不完全肠梗阻(腹胀、腹痛和呕吐等);如果动脉瘤破入肠道,会出现消化道大出血(吐血、黑便等),而如果破入腹膜后或腹腔,有可能出现失血性休克。大多数患者可以通过体检发现腹主动脉瘤,如腹部超声检查,当然还可以通过腹主动脉造影或数字减影造影(DSA)检查、CT 检查等帮助确诊。

## 做哪些检查可以及时发现腹主动脉瘤

- 彩色多普勒超声。可以明确有无腹主动脉瘤、瘤的部位和大小。
- CTA 检查。该检查是诊断腹主动脉瘤的主要方法,不但能显示腹主动脉瘤的存在、大小和它与周围相邻器官的位置关系,还能发现主动脉管壁上的"异物",瘤体破裂以后形成的血肿等。
- 血管造影检查。反映腹主动脉瘤最直接的检查方法。但它是创伤性检查,会增加患者的痛苦,作为最后选择。

## 腹主动脉瘤有哪些治疗方法

动脉瘤不会越等越小,只会越长越大。腹主动脉瘤犹如体内的一颗"不定时炸弹",人体的血压升高,对动脉壁的压力就会越大,瘤体就会进行性地膨胀,如不及时治疗,终究会在某些特定的触发因素下破裂,导致严重的出血、休克或死亡。

内科治疗:如果对手术耐受性不佳,应先接受药物治疗,有效控制血压、心率、血脂,以便改善身体状况,为手术创造有利条件。

外科治疗:腹主动脉瘤腔内修复术,采用微创(开刀的伤口很小)方法通过血管内介入技术将支架放入动脉管腔里,把动脉瘤隔绝掉,使血流不再通过已经膨胀的动脉瘤壁,以达到预防腹主动脉瘤破裂的目的。

腹主动脉瘤人工血管置换术,它是一种传统的开腹手术,术中以人工血管替代切除的瘤体,简单来说就是将腐烂的水管截去直接换新的。

## 腹主动脉瘤患者术后需要注意什么

● 腹主动脉瘤术后高血压患者需长期服用降压药,要学会正确服用降压药,不仅要清楚药物的名称、剂量、服用时间、注意事项,更重要的是明白用药的目的及重要性,将血压控制在正常范围。用收缩压水平来衡量血压是否理想,术前收缩压控制在 100~120mmHg,术后收缩压要控制在 130mmHg 以下。

■ 无论有无高血压都要经常自我检查腹部有无搏动性肿块。

■ 定时复查伤口恢复情况,观察有无分泌物或周围皮肤红肿。

■ 定期复查 B 超,发现异常,及时就诊。

■ 生活中应严格戒烟,清淡饮食。限制高胆固醇类食物的摄入,同时要严格戒烟、戒酒,注意排便通畅。保持心情舒畅,情绪稳定。

> **小提醒**
>
> **腹主动脉瘤患者可以在没有进行手术前活动吗**
>
> 腹主动脉瘤患者最重要的就是防止动脉瘤破裂,为此,必须严格控制血压,包括限制与血压升高有关的各项内容,如避免剧烈咳嗽、便秘、提重物等,以免引起腹内压升高。只要这些因素控制在理想范围,是可以适量活动的,但须谨记,平时不能磕磕碰碰,"凡事量力而行,无须尽力而行"。

(齐加新)

# 脑梗死的"罪魁祸首"

## ——颈动脉狭窄

颈动脉位于人体颈部,左右各有一条,是由胸腔内的主动脉发出抵达脑部的血管,负责脑部血液的供应。健康人都可以感受到自己的颈动脉搏动,但不能同时按压两侧颈动脉,否则会影响大脑的血供。当抢救患者判断心跳是否停止时,首先就会判断颈动脉是否有跳动,在人体的喉结处向左或向右旁开两指即可触摸到。

颈动脉狭窄在中老年人群中是一种常见的疾病。在正常情况下,颈动脉内膜光滑,管腔无阻塞,但随着年龄的增长和生活习惯的影响,动脉壁上会因为动脉粥样硬化,逐渐形成一层硬壳样的物质,我们称之为"斑块",如果颈动脉斑块逐渐增大,管腔逐渐狭窄,那么血流会受到一定程度的影响,甚至表现出脑部供血不足的症状,这种病症我们称之为颈动脉狭窄。它经常发生于颈总动脉的"Y型"分叉处,即颈内动脉起始处,因为分叉部位的血流动力学容易发生改变,形成涡流,所以脂类物质容易沉积。

如果斑块脱落,还会形成小栓子,像漂浮物一样,从大血管往二级血管、三级血管漂流,直到把小血管完全堵住,造成脑梗,因此我们常常说颈动脉狭窄是脑梗死的"罪魁祸首"。

## 哪些人群容易患颈动脉狭窄

日常生活中,患有高血压、高血脂、糖尿病、高同型半胱氨酸血症的人群,以及血液呈高凝状态,具有长期吸烟史、大量饮酒和长期缺乏运动、肥胖或超重等的人群是颈动脉狭窄的高危人群。据以往文献证实,颈动脉狭窄病情

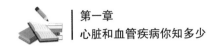

严重的患者几乎都在 65 岁以上,但最新证据表明,颈动脉狭窄患者越来越趋向年轻化,这可能与现代人的生活工作节奏快、精神压力大、情绪不稳定等有关系。因此,45 岁以上的人群,且同时具备两项及以上危险因素者,应定期接受颈动脉筛查。

## 注意,这些可能是颈动脉狭窄的表现

颈动脉是供应脑的主要动脉血管,轻、中度颈动脉狭窄患者常因无明显临床症状而容易被忽视;重度的颈动脉狭窄患者会出现脑缺血的相关症状,如头晕、头痛、耳鸣、记忆力减退、失眠、视物模糊、意识不清楚、面部麻木、伸出舌头不居中、说话不清、听不懂别人说的话等;一部分患者会出现短暂性脑缺血发作,表现为一侧肢体感觉异常或运动功能障碍,一般持续几分钟,24 小时内可恢复,但是比较严重的患者也会发生缺血性脑卒中,表现为一侧肢体感觉障碍、偏瘫、无法正常说话、脑神经损伤,严重时昏迷。当然,也有少部分患者以为是急性脑梗死来医院就诊,检查后发现是颈动脉狭窄造成的。

## 做哪些检查可以及时发现颈动脉狭窄

颈动脉疾病的筛查方法有很多。颈部血管超声检查是最常用的无创且价格低廉的方法,它能通过显示颈动脉血管的走行、管腔大小发现绝大部分颈动脉狭窄患者,并且可以判断管腔中有无斑块和斑块大小。如果要进一步提高筛查的准确率,明确狭窄的程度和范围,识别斑块的性质并对不稳定斑块及时处理,以预防严重血管事件发生,可以选择螺旋 CT 血管造影、磁共振血管造影、板块磁共振成像或直接进行数字减影血管造影检查。

## 颈动脉狭窄有哪些治疗方法

保守治疗 如果狭窄程度不严重,可以保守治疗。注意改善日常生活习惯,如严格戒烟,低盐、低胆固醇饮食,控制血糖、血压,坚持功能锻炼。按时或按需使用血管扩张剂、抑制血小板凝集药物。

**手术治疗** 颈动脉狭窄 70%~80% 的患者,医生会建议采取腔内或开放手术治疗。

腔内治疗是经股动脉穿刺,将球囊导管送至动脉狭窄或闭塞的部位,扩张、重建动脉管腔,结合血管腔内支架的使用,可较好地改善临床症状,手术风险低、恢复快。

动脉旁路手术也叫血管搭桥手术、血管移植手术,它是用替代血管将闭塞动脉的两端桥接起来,用以恢复远端供血的方法。

动脉内膜剥脱术是切开颈动脉,将粥样斑块取出,从而恢复供血。

 **生活中,该如何预防颈动脉狭窄的发生**

首先,生活上我们要控制高血压、糖尿病、高血脂等慢性疾病的发生和进展,养成良好的生活习惯,做到戒烟、限酒,控制油脂和盐的摄入,多食新鲜的蔬菜水果,做适应身体条件的运动锻炼,控制体重。

其次,对于 45 岁以上颈动脉狭窄的高危人群,定期做颈部超声检查是疾病筛查的有效手段。

此外,日常工作生活中,学会及时识别身体的异常信号也尤为重要,如突发头晕目眩,一侧面部或肢体的无力、麻木,或者出现短时间内眼前发黑,甚至言语困难等情况时,应及时寻求医生的帮助。

(齐加新)

# 脚痛痛得真严重

# ——下肢动脉硬化闭塞症

下肢动脉硬化闭塞症是动脉粥样硬化累及下肢动脉,导致动脉狭窄或闭塞而引起肢体缺血症状的慢性疾病,多发生于大中动脉。

## 哪些人群容易患下肢动脉硬化闭塞症

下肢动脉硬化闭塞症通常发生于年龄 50 岁以上的中老年人,男性患者明显比女性多。此外,不健康的生活习惯,如爱吃肉和甜食、不喜运动,或者经常活动在寒冷、潮湿的环境中均易诱发此病。事实证明,患有糖尿病、高血压、高脂血症、冠心病、颈动脉硬化、脑动脉硬化等疾病时,发病率会明显增高。值得一提的是,长期吸烟是发生动脉硬化闭塞症的明确危险因素。

## 注意,这些可能是下肢动脉硬化闭塞症的表现

下肢动脉硬化闭塞症早期的临床表现为患肢乏力,如感觉上下楼梯、爬坡或者上下公交车吃力等,偶尔会出现腿脚变凉、发麻,有些人还会出现抽筋。这些症状往往最容易被忽视,误认为是年龄增长导致的。这个阶段如果接受积极有效的治疗,控制危险因素,动脉硬化程度是可以得到控制的,如果不及时进行干预,随着疾病程度的进展,会出现"间歇性跛行",所谓"间歇性跛行"是指当行走一段路以后(一般为数百米左右),会出现一侧或双侧的腰酸腿痛症状,有时还会伴有下肢麻木无力,甚至不能行走,如果蹲下或坐下休息片刻,症状可以很快缓解或消失。疾病进一步发展,随着缺血程度的加重,疼痛愈加剧烈,通常表现为难以入睡,往往"屈膝抱膝而卧"。如果缺血程度已经严重影响肢体的血液供应,肢体会出现坏疽和溃疡,若此时合并感染,甚至会造成重要脏器的功能衰竭。

## 做哪些检查可以及时发现下肢动脉硬化闭塞症

正常情况下,足背和踝关节内侧各有一条动脉,我们可以用手指感觉到动脉的搏动,如果摸到的动脉搏动减弱或消失,就提示下肢动脉可能存在问题。而为确诊和识别病变的位置和程度,需要借助仪器设备的检查,如动脉多普勒超声、血管造影(DSA)、CT 血管成像(CTA)和核磁血管成像(MRA)等。

## 下肢动脉硬化闭塞症有哪些治疗方法

*保守治疗*

注意戒烟,低盐、低胆固醇饮食,控制血糖、血压,坚持肢体锻炼,加强患肢保暖。

服用抗血小板、扩张血管和活血化瘀的药物。主要目的在于控制疾病的继续发展,改善患肢的侧支循环,缓解疼痛和促使溃疡愈合。出现皮肤破溃长期不愈合时,应及时就医,防止继发感染。

*腔内治疗* 目前国内外公认的治疗下肢动脉硬化的首选方法。它具有创伤小、术后恢复快、并发症少等诸多优点。它通过球囊扩张和支架植入等方法把狭窄甚至堵塞的血管撑开以恢复血流。适用于大腿处股动脉较短长度的单处或多处狭窄。

*骨髓干细胞移植术* 利用干细胞生物特性,将干细胞混悬液肌肉注射进行患肢移植,以改善肢体缺血症状。它能再造一种全新的、正常的甚至更年轻的细胞、组织,而且具有不存在异体排斥、取材方便、创伤小的优势。

*外科手术* 一般包括动脉搭桥术、动脉切开取栓术、内膜剥脱术和截肢(趾)术。适用于无法进行介入治疗的患者。

## 截肢患者术后需要注意什么

首先,保持残端皮肤的清洁干燥,注意用温水清洗并擦干残端皮肤,禁止浸泡残肢。如果残肢皮肤表面有擦伤、水泡、水肿等异常现象时要及时就医,并且暂时停止使用假肢。佩戴假肢前应充分进行残肢保护,防止行走时表面皮肤磨破或发生水泡。

其次,行截肢术后,患者有时候感觉自己截掉的那条腿还存在,并产生剧烈疼痛,这种现象被称为"幻肢痛",这种虚幻的感觉可能在术后很长一段时间都会存在,这种现象更易发生在术前就经历了严重疼痛的人身上。"幻肢痛"发作前,时常会有幻肢的异常感觉,如局部皮肤的跳痛或涨痛,有时候伴有麻或痒感,每当我们察觉到这种异常信号时,就应该提前采取镇痛措施,如抓紧

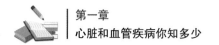

做幻肢"按摩操",以减轻疼痛的影响。

最后,行截肢术后,要避免剧烈运动,采取有氧的渐进性活动,注意活动量要适当,避免运动后身体出汗受凉,减少刺激性食物的摄入,多吃新鲜蔬菜水果,保持大便通畅。

## 小提醒

### 下肢动脉硬化闭塞症患者应该怎样进行足部保养

每日用温水洗脚,用毛巾擦干,不可用力摩擦、揉搓皮肤。泡脚前应用自己的手感受水温,以防烫伤。不宜用热水泡或热敷,因为脚部温度暂时升高的同时,局部代谢也会增加,组织耗氧量增加,导致病变加重。

另外,患肢湿性坏疽者可遵医嘱使用1:5 000的高锰酸钾溶液泡足,促进渗液的吸收,使湿性坏疽变为干性,预防感染。使用时注意浓度配比,看水的颜色就可分辨出来,紫黑色说明浓度过高,一般根据比色卡调至粉红色刚好合适,以免药物浓度高,"烧"伤皮肤。使用时间因人而异,应听从医生建议,不可随意使用。使用中如有不适应及时就诊咨询医生。特别提醒,干性坏疽者和皮肤完好者不应使用此方法泡足。

保持皮肤干燥、滋润,足部可涂凡士林油以保持滋润(溃疡患者不适用)。穿棉袜及透气性能良好的松软鞋子,避免因寒冷导致血管痉挛,加重缺血。保持鞋袜的干爽、洁净。

皮肤瘙痒时,可涂止痒药膏,避免手抓,以免造成皮肤破损和继发感染。

保护足部免受损伤,勤修剪趾甲。

避免长时间维持一个姿势不变,以免影响血液循环。睡觉时取头高脚低位,使血液易灌流至下肢;坐时应避免一腿搁在另一腿膝盖上,不盘腿,防止动、静脉受压阻碍血流。

保持适当的体育锻炼，以促进侧支循环形成。

如果已经形成面积较大的溃疡时，为了防止被子覆盖带来的疼痛，可以用支被架支起被子，保持溃疡部位清洁，加强创面换药。

（齐加新）

# 年轻的"老"烂脚

# ——血栓闭塞性脉管炎

血栓闭塞性脉管炎是一种主要累及四肢中小动脉和静脉的慢性炎症疾病，由于肢体动脉阻塞后血流减少，致肢体缺血而引起的，病情轻重则是依据血管阻塞的部位和程度而定。

##  哪些人群容易患血栓闭塞性脉管炎

血栓闭塞性脉管炎的好发人群大多为男性，好发于 40~45 岁人群，多数有吸烟史，其中以工人、农民、士兵较多见。吸烟是血栓闭塞性脉管炎发生最重要的危险因素，烟中的尼古丁会导致小动脉狭窄和血栓形成，造成血管不通。由于该疾病会导致脚趾的坏死，如果不及时治疗，脚越坏越严重，老是好不了，因此，这样的患者又被称为年轻的"老"烂脚患者。

## 注意，这些可能是血栓闭塞性脉管炎的表现

血栓闭塞性脉管炎起病隐匿、进展缓慢。首先，患者患肢有轻度疼痛感、

发凉、怕冷、发麻、酸胀、容易疲劳,进一步发展则会出现每行走一段路程后感觉小腿或足部有疼痛感,休息片刻后症状缓解或消失,再次行走同样或较短距离时又会出现疼痛,即"间歇性跛行"。随着病情加重,在不活动的情况下,患肢也会持续性疼痛,夜间无法安睡,医学上称为"静息痛",抱膝坐着或将腿下垂,疼痛会缓解。当动脉完全闭塞时,患肢(趾)端会由正常的红润色变成黑色,干瘪如"枯枝",甚至会出现趾头脱落。严重者可继发感染,出现全身脓毒血症,患者出现高热、烦躁、消瘦、贫血。

## 做哪些检查可以及时发现血栓闭塞性脉管炎

为了协助诊断,确定动脉闭塞的部位、范围、程度及侧支循环形成状况,可进行的检查有测定踝肱指数(ABI)、多普勒超声、CT 血管造影及磁共振血管成像。其中,动脉造影是诊断血管疾病的"金标准"。

## 血栓闭塞性脉管炎有哪些治疗方法

**保守治疗**　对于早期发病者,可以选择保守治疗。严格戒烟,患肢避免受冷和外伤,加强保暖,应用扩血管、改善血液循环和抗血小板聚集、止疼等药物治疗。

**腔内治疗**　对于保守治疗效果不好的患者可以采用球囊扩张、支架植入等方法,它是一种为使血流恢复,通过介入技术将支架放入血管内的微创方法,其优点是创伤小、恢复快、住院时间短、痛苦程度小,是目前比较好的治疗方法。

**干细胞移植术**　将提取的自体或他体的干细胞的一部分,注射到小腿肌肉中,一部分通过动脉注射将其散布到末梢血管中,一段时间后,原本缺血的患肢血管萌芽,肢体缺血症状得以改善。

**外科治疗**　如截肢术,当病情严重、肢体溃疡无法愈合或坏疽无法控制时,必须行截肢术,以保证患者生命安全。

无论是保守疗法,还是手术疗法,都只是针对缺血症状来改善患肢血供,而不是根治性方法。因此,脉管炎经过治疗,不适症状缓解后,需要注意避免各种不良刺激,以减轻炎症反应来维持治疗效果,避免或减少疾病的反复。

## 生活中,该如何预防血栓闭塞性脉管炎的发生

寒冷季节应注意身体保暖,尤其是四肢保暖。进食低盐、低脂、易消化的食物,少吃或不吃油炸及刺激性食物。不吸烟,不酗酒,保持足部的清洁干燥,穿大小合适的鞋袜。早期发现不适,要及时到医院诊断,并积极治疗,做到早发现、早诊治。

(齐加新)

# 传说中的"蚯蚓腿"

# ——下肢浅静脉曲张

下肢浅静脉里的血液发生倒流,淤积在下肢的静脉血管里,导致静脉内压力增高,静脉逐渐变粗、变硬,就像青筋一样暴起,更像蚯蚓趴在腿上,就是下肢浅静脉曲张,俗称"蚯蚓腿"。中医典籍《外科正宗》对下肢浅静脉曲张的描述:"筋瘤者,坚而面紫,垒垒青筋,盘曲甚者,结若蚯蚓。"

## 哪些人容易患下肢浅静脉曲张

老年人及先天性静脉壁薄弱者;妊娠期女性;肥胖人群;因工作需经常站立的人群,如护士、教师、服务员等;久坐办公室的工作者;重体力劳动者;深静脉血栓形成患者;小腿静脉受伤者。

静脉曲张的发生与体质和遗传有一定关系,父母亲患有静脉曲张,子女的发病机会是普通人的两倍,而女性出现静脉曲张的比例是男性的两倍。

## 注意,这些可能是下肢浅静脉曲张的表现

疾病初期看不到曲张的静脉团块,但是活动后下肢会出现酸胀、沉重、疲倦、乏力等,俗称"不安定腿",是发病的征兆,很容易被忽视。随之会出现毛细血管扩张(红血丝)或网状静脉扩张(丝状蓝色扭曲)。随着病变发展,浅静脉隆起、扩张、弯曲。如果不及时治疗,下肢肿痛日益明显,皮肤变硬、颜色变深,出现湿疹,严重者会形成"老烂腿"。

## 下肢浅静脉曲张有哪些治疗方法

**穿戴弹力袜** 早期的静脉曲张,主要采用保守治疗的方法,例如卧床休息,抬高腿部,还可以给患者配一双有弹力的长筒袜子,也就是医护人员说的弹力袜。

医用弹力袜并不是适合所有下肢浅静脉曲张的人群,如皮肤感染者、心功能不全者均不适合穿弹力袜。因此,建议下肢浅静脉曲张人群最好到医院血管外科就诊,接受专业意见,以便正确、合理使用弹力袜。

**血管内烧灼治疗** 在膝盖或足踝内侧做小切口,放入极细的导管,用高频波)或激光光束烧灼、阻断曲张的静脉血流。

**硬化剂治疗** 将硬化剂注射到曲张的静脉,破坏血管内膜,使其封愈后消失。

**外科抽除手术** 在腹股沟做切口,切断结扎或抽除大隐静脉,若静脉曲张太厉害时,可能需要数个小切口,一段段地抽除曲张静脉。

## 下肢浅静脉曲张患者术后需要注意什么

避免久坐或长期站立;衣服和腰带不宜过紧;坐位时避免双膝交叉过久;少穿高跟鞋;根据小腿及踝部周径选择合适的医用弹力袜;每日保证穿着弹力袜 12 小时以上,坚持穿着至少 3 个月;注意防寒保暖,不用冷水洗脚;平衡饮食,低盐低脂、清淡饮食为宜,保证水分摄入,以改善血液黏稠度;戒烟戒酒;遵

医嘱按时服用消肿及祛聚药物。如突然出现下肢肿胀及疼痛,及时就诊。

一般休息 1~2 周,活动后没有特殊不适就可以正常工作、生活。

 **生活中,该如何预防下肢浅静脉曲张的发生**

长期从事重体力劳动和站立工作者,最好穿弹力袜。

女性在月经期和孕期等特殊时期要给予下肢特殊的保护,多休息。经常按摩下肢,促进血液循环,避免下肢浅静脉曲张。

戒烟,因吸烟能使血液变黏稠,容易发生淤积。口服避孕药也有类似作用,应尽量少服用。

每天坚持一定时间的行走,行走可以发挥小腿肌肉的"肌泵"作用,挤压静脉血液向心脏回流。

肥胖者应减肥,虽然肥胖不是导致静脉曲张的直接原因,但是过重的分量压在下肢会造成下肢静脉回流不畅,而发生静脉曲张。

---

**小提醒** ❞

**医用弹力袜这样穿**

正规医用弹力袜是由医疗专家和纺织专家共同研制的。材料为杜邦莱卡、棉纶丝。弹力袜不含任何药物,而是通过在脚踝部建立最高支撑压力,顺着腿部向上,压力逐渐递减。这种压力递减的趋势和人体浅静脉壁所承受的压力相符,能有效缓解或改善下肢静脉和静脉瓣膜所承受的压力,让下肢静脉血从人为的高压区回流到低压区。

静脉曲张医用弹力袜是有梯度压力的,和平时使用的瘦腿袜不同,不能替代。长期穿瘦腿袜或瘦腿裤会影响下肢静脉血液回流,加重下肢浅静脉曲张。

弹力袜分级

Ⅰ级:压力强度低,脚踝压力为 16~22mmHg,适用于浅静脉曲张及深静脉血栓高危人群的保健预防。

Ⅱ级：压力强度中，脚踝压力为23~36mmHg，适用于站立时下肢静脉血管凸出皮肤表面，并伴有腿部不适者（下肢肿胀、瘙痒、湿疹、色素沉着等）；妊娠期静脉曲张者；下肢静脉曲张术后患者。

Ⅲ级：压力强度高，脚踝压力为37~46mmHg，适用于下肢高度肿胀、溃疡、皮肤变黑、变硬、淋巴水肿等。

要想选择合适尺寸的弹力袜，需要测量大腿最大周径、小腿最大周径、脚踝最小周径。根据腿围尺寸，对照每双弹力袜包装盒上的尺寸表，选择弹力袜的型号。

弹力袜怎么穿脱，如何保养

穿弹力袜的最佳时间是在早上起床时穿上，晚上睡觉时脱掉；

勤剪手脚指（趾）甲，去掉钻饰，干燥季节预防脚后跟皮肤皲裂，避免刮伤弹力袜；

洗涤弹力袜要用中性洗涤剂（透明皂、洗衣粉均为碱性，不建议使用）在温水或冷水中手洗，不要拧干，用手挤或用干毛巾吸除多余的水分，于阴凉处晾干，勿置于阳光下或人工热源下晾晒或烘烤。

（郭淑芸）

# 旅行途中的"隐形杀手"

## ——下肢深静脉血栓形成

深静脉血栓形成的原因比较复杂，一般认为静脉血流缓慢、血管壁损伤和血液高凝状态是导致血栓形成的三个主要因素。长途乘飞机旅行者因飞机经济舱空间狭小,进出不便,不得不长时间保持腿部低垂的姿势,再加上飞行期间,不断吸入重新过滤的干燥空气,很容易诱发下肢深静脉血栓形成,严重者可引起呼吸困难,甚至是死亡,因此,下肢深静脉血栓形成常常被称为旅行途中的"隐形杀手"。

## 哪些人群容易患下肢深静脉血栓形成

40 岁以上人群;久坐不动者;恶性肿瘤患者;手术患者;外伤,尤其是伴血管损伤者;妊娠女性;长期口服避孕药人群;长期吸烟者。

## 注意,这些可能是下肢深静脉血栓形成的表现

血栓形成早期可能没有明显症状,因此常常被忽视。当发展到一定阶段会出现:

疼痛:多发生在小腿肌肉或大腿等部位,一般不会表现为脚痛。

肿胀:一般为非凹陷性肿胀,外观腿围明显增粗,除少数因下腔静脉血栓形成表现为双下肢肿胀外,绝大多数为单侧下肢肿胀。患者常说腿有胀痛感,活动后加重。

深静脉阻塞可引起静脉压升高,可见浅静脉曲张。

## 做哪些检查可以及时发现下肢深静脉血栓形成

血液检查:D-二聚体检查。

超声检查:首选检查,诊断准确率高。

静脉造影:诊断金标准,能有效判断有无血栓,确定血栓大小、位置、形态及侧支循环情况。

## 下肢深静脉血栓形成有哪些治疗方法

非手术治疗　形成血栓以后,因体内本身就有自溶系统,有 20%~30% 的

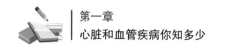

患者很幸运,自身就能溶解掉血栓。此外,还可以通过药物辅助治疗,包括溶栓、抗凝和祛聚疗法。

手术治疗

腔内治疗:放置下腔静脉滤器、静脉置管溶栓、机械性血栓清除术、球囊血管成形术、支架植入术。

开放手术:手术切开取栓。

一般下肢深静脉血栓形成不会截肢,除非发生股青肿、股白肿,即指下肢的深静脉广泛性血栓形成使得动脉也发生痉挛,加上组织水肿、压力升高造成局部缺血、缺氧。股青肿和股白肿较少见,病情紧急,若不及时救治,并清除血栓,可能会截肢。

##  生活中,该如何预防下肢深静脉血栓形成

生活中所有人都要有防血栓意识,并可以采取一般的预防措施,如:

**多运动**　使用电脑一小时就应该休息片刻,起身走动,伸伸胳膊、踢踢腿,活动踝关节,拉伸小腿肌肉;长途飞行(6小时以上)期间应站起走动,多做小腿伸展运动。

**多饮水、少食油腻食物**　减少肉、蛋、油炸等含高脂肪、高胆固醇食品的摄取量,饮食清淡,多喝水。

**少饮酒**　适量饮用红葡萄酒可以使血小板凝集力下降,对预防血栓形成有一定的作用。但过量饮酒会使血细胞受损,增强红细胞粘合力,导致血栓。

**穿弹力袜**　长期从事站立或静坐的人群可穿弹力袜预防血栓。弹力袜是一种物理预防方法,通过加速下肢静脉血液回流,达到预防下肢深静脉血栓形成的作用,使用方法简便、安全。另外,有条件者还可自行购买充气压力泵,将充气带绑缚于小腿上,间歇性充气压迫小腿肌肉,使下肢血流速度加快,从而起到预防血栓的作用。

## 小提醒

**下肢深静脉血栓形成早期患者不可按摩腿部**

下肢深静脉血栓形成后急性期内应绝对卧床休息，患肢禁止热敷、按摩，以免血栓脱落。非急性期卧床期间可抬高患肢，高于心脏水平 20~30cm，行足背屈伸运动，每天数十次，每次 3~5 分钟，以促进下肢静脉血液回流。下床活动后需穿着弹力袜。

**注意，这些深静脉血栓形成患者会发生肺栓塞**

肺栓塞是深静脉血栓形成最危险的并发症。静脉血栓一旦脱落，会随着血流上行到达并堵塞肺动脉，一旦发生，致死率很高。患者临床表现为呼吸困难、胸痛、咳嗽等，大的栓子可导致患者在几分钟内死亡。临床上发生危重肺栓塞的患者还是不多见的，大约在5%以内。以下几种情况须特别注意发生肺栓塞的可能：抗凝治疗过程中有出血倾向的患者（如长期口服糖皮质激素者、高血压有脑出血风险者）；有肺栓塞相似临床症状者；在抗凝过程中仍复发静脉血栓者（抗凝效果较差者）。

（郭淑芸）

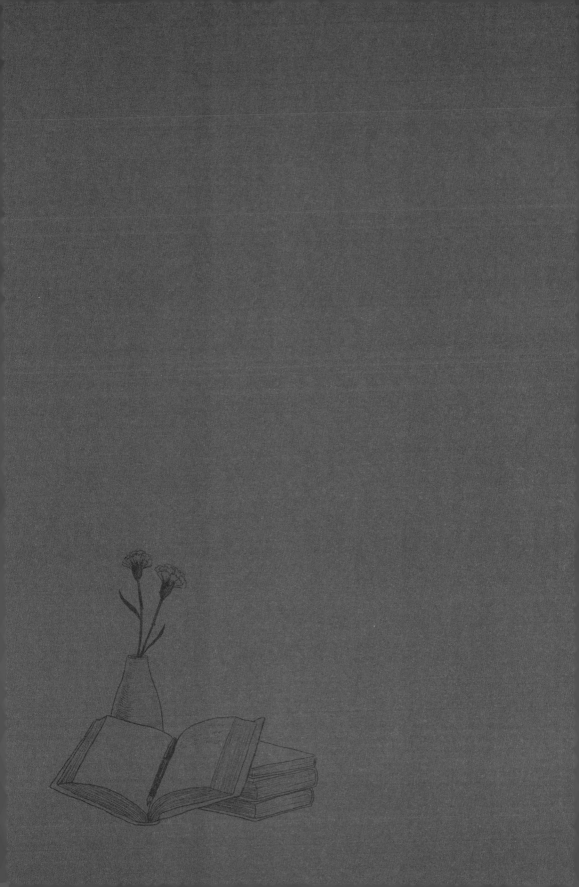

# 第二章　这些警示信号，都在提醒心血管疾病的可能

　　这些症状没有任何特异性，不能简简单单地通过某种症状的出现就判断出得了哪种病，因为引起某种症状的疾病实在是太多了。所以大家只需要了解一些可以导致这些症状的重要心血管疾病即可，不能"对号入座"，根据一种症状就肯定自己得了什么病。总之，了解疾病知识靠自己，治病还要靠医生。

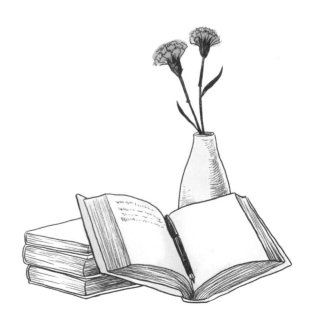

# 血管性头痛最要紧，

# 稍不留意丢性命

## 血管性头痛——最凶险的头痛

常见的引起血管性头痛的疾病包括出血性脑血管病和缺血性脑血管疾病。

### 出血性脑血管病引起的头痛

脑出血俗称脑溢血，其最常见的病因是高血压、脑动脉硬化等，常因用力、情绪激动等诱发，故大多在活动中突然发病，除表现剧烈头痛外，还会伴有意识障碍、肢体偏瘫、无法言语等神经系统的损害。

除了脑实质血管出血引起的头痛外，蛛网膜下腔出血也会诱发头痛。可发生于任何年龄，多见于 40~60 岁，最常见的病因为先天性脑底动脉瘤，其次是脑血管畸形和动脉硬化。头痛特点为突然发生的剧烈的头痛，呈胀痛或爆裂样疼痛，难以忍受。怀疑因此病引起的头痛时应立即就医。

### 缺血性脑血管病引起的头痛

俗称脑梗死或中风，常在安静休息或睡眠时发病。头痛是脑梗死后常见的症状，脑梗死相关头痛的性质多样，可表现为紧张性头痛、偏头痛、搏动性头痛以及扩散性头痛等，程度可轻可重。恶心、呕吐、畏光及畏声是常见的伴随症状。疼痛部位在头部改变时可加重。脑梗死相关的头痛通常可持续 24 小时。由于梗死的部位和梗死面积有所不同，除头痛外，还常常伴随眩晕、耳鸣、半身不遂、吞咽困难、说话不清、恶心、呕吐等多种症状，严重者很快昏迷不醒。多数患者一觉醒来，发现口眼歪斜、偏瘫、流口水、吃东西掉饭粒、举不动筷子，只有部分患者发病前有肢体麻木感、说话不清、一过性眼前发黑、头晕或眩晕、恶心、血压波动（多升高或可偏低）等短暂脑缺血的症状。

 **哪些头痛伴随症状需要及时就医**

头痛伴随精神症状，如言语错乱、神志不清等，或伴随肢体的抽搐。

头痛伴随肢体的麻木或者无力、言语障碍、一侧肢体活动不佳。

头痛伴有视物双影或者视物不清。

头痛伴随恶心，尤其是喷射性的呕吐，需要及时就医。

长期头痛，但本次疼痛性质不同以往。

头痛伴随血压急剧升高，提示可能存在高血压脑病或恶性高血压。

> 血管头痛最要紧，脑梗出血都要命。
> 头痛欲裂难以忍，持续不减伴症状，
> 言语不清神志昏，眼睛四肢出故障，
> 恶心呕吐血压高，口角歪斜耳不灵。
> 如若出现以上况，急诊就医莫彷徨。

（冯　骏　丛龙龙）

# 头晕脑胀有时可不是小毛病

 **血压引起的头晕**

高血压或低血压均可引起头晕。发生头晕时及时测量血压，不难找到病因。

高血压患者血管侧压力较大，增强的脑动脉搏动感对脑组织形成冲击和振荡,引起头晕、头痛,继而反馈性引起血管收缩,降低血管容量,导致供血不足。高血压患者头晕症状可表现为:头昏、头胀、头脑不清爽,严重者头部有着裹布的感觉、眼睛胀痛等,同时伴有腰酸腿软、走路轻飘飘的症状,甚至东倒西歪,不能沿直线行走。高血压引起的头晕呈持续性,不受体位的影响,同时也没有"旋转"的感觉。

低血压引起的头晕与个人的体质和体位都有关,有的则是一过性的。例如有人蹲起站立、久坐站立时,由于头部供血不足会出现眼前发黑、头晕欲倒的症状。对于体质弱者,有的可能出现长期头晕、乏力、气短、精神不振、易疲劳等症状。这些患者血管的活动性、反应性降低,血压回升慢,而发生头晕。

## 心源性引起的头晕

心脏也可能是头晕的罪魁祸首。心脏是血液泵出的"源头",而心脏停搏、阵发性心动过速、阵发性心房纤颤、心室纤颤等心律失常发生时,血流泵出异常而导致急性脑缺血。如果缺血时间在 4 秒之内,则表现为头晕眼黑、眼花、胃部不适、乏力、失眠、记忆力差,严重者甚至发生晕厥等。

## 功能性低血糖引起的头晕

空腹引起的头晕大多是由于血糖低,脑细胞得不到正常的葡萄糖供应而"消极怠工"。低血糖症状除头晕外,还包括眼花、心悸、大汗,重者则可能出现意识障碍、晕厥、抽搐等。低血糖症多发生于糖尿病患者,特别是接受口服降糖药或注射胰岛素治疗的患者,有些人在饥饿状态下,也会出现低血糖早期症状。

## 高脂血症引起的头晕

对于中老年人,往往早晨起床后感觉头脑不清醒,早餐后改善,午后易犯困,但夜晚又很清醒,这些症状可能是高脂血症发出的"信号",特别是肥胖者和老年人应予以重视。同时还可能表现为腿抽筋、饭后短暂腹痛,视力、听力下降等。高血脂会让血液变得黏稠,一些血液成分就会趁机附着在血管壁上,使动脉管腔变得狭窄，流入脑部的血流不畅，引起头晕。

头昏脑涨小毛病？头晕眩晕要当心！

头晕血压心源性，胡吃海喝易得病，

有了问题莫烦恼，血管外科帮助您。

（冯 骏 丛龙龙）

# 晕倒晕厥一回事，

# 心脑血管出问题

大多数人是这样描述晕倒时的感觉：身上冒汗，脸色发白，视线逐渐模糊，听到的声音感觉是从很远的地方传来，也听不清别人在说什么，头脑懵懵的，腿软无力站不住，最后几乎没什么意识，感觉要睡着了，然后就重重地倒在地上。这个过程大概持续 2 分钟左右，倒地后突然清醒，意识恢复，这在临床上就是晕厥的典型表现。大部分人在倒地后 2 分钟内可自行缓解恢复，也有部分患者晕厥后却再也没有醒过来。心脑血管疾病引起的晕厥要格外引起重视，晕厥后很容易发生死亡。

## 心源性晕厥可能会危及生命

发生晕厥后死亡的患者中 80% 以上是心源性疾病引起的。心源性晕厥主要是心排量突然降低诱发的晕厥，无论心脏状态如何，只要有效的心排量突然降低，都会发生突然晕厥。通俗地讲，心脏可以看作是人体的"发动机"，它永不停息地搏动并通过分布于全身的血管系统将血液输送到各个器官以维持其运行。一旦输送至脑部的血液突然减少，便可能引起晕厥。能引起晕厥的心血管疾病主要包括常见的严重心律失常、心肌缺血性疾病和急性心脏排血受阻三种。

## 严重心律失常引起的晕厥

安静状态下，正常的心率范围是 60~100 次 / 分，心率超过 160 次 / 分，或低于 40 次 / 分，心脏排血量都无法满足人体器官正常的需求，可能引起患者晕厥而致猝死。心室颤动也是致命性的心律失常，一旦发生立即伴有严重的泵血功能障碍，常引起心脏停搏、晕厥或猝死。心室颤动发作 3 秒后，人就会因脑缺氧而感到头晕，10~20 秒之后就会失去意识而晕厥，4 分钟后进入脑死亡阶段，8 分钟后无生还希望。患者发作时常脸色发白或发绀、意识丧失、四肢抽搐、呼吸停顿、瞳孔散大等，也会听不到心音、测不到血压和脉搏。心室颤动或心脏停搏后的 4 分钟内应及时采取急救措施以挽回生命。

## 急性心肌缺血性疾病引起的晕厥

急性心肌缺血，即急性心肌梗死发作时，患者手捂胸部疼痛难忍、大汗淋漓、面色苍白、眩晕、呕吐，有的甚至丧失知觉后晕厥，这些都是典型的心肌梗死症状。部分急性心肌梗死患者以晕厥或猝死作为首发症状就诊，多因合并严重心律失常所致，这类患者死亡率较高。

## 急性心脏排血受阻引起的晕厥

心脏排血受阻主要由于心脏瓣膜狭窄引起，以主动脉瓣狭窄较常见。主动脉瓣可以看作是心脏搏出血液通往全身的一个阀门，也是心脏瓣膜中功能最重要的。正常成人主动脉瓣口面积 ≥ 3.0cm²，当主动脉瓣口面积出现狭窄缩小至正常的 1/3 或更多时，心脏搏出血液受阻，患者常表现为头晕、眼花、乏力、胸痛等症状，严重的甚至引起突发性晕厥、猝死等。据报道，约 30% 的患者伴随眩晕或晕厥发作，持续时间短则 1 分钟，长则半小时以上，且常发生于劳累、用力后或身体向前弯曲时，有时在静息状态下突然改变体位时发作。

## 颈动脉系统缺血引起的晕厥

对于部分重度颈动脉狭窄患者，也就是说颈动脉的 70% 以上被堵塞，同时合并颈动脉多个部位狭窄或颅内动脉狭窄的患者，由于脑血流自动调节功能受到破坏，更易在某些诱因如精神、环境、自身疾病等刺激下出现晕厥的症状。发作时常合并其他神经系统症状，如一侧肢体麻木无力、说不出话来或单眼突然看不见等颈动脉狭窄的典型症状。

## 脑出血引起的晕厥

在蛛网膜下腔出血患者中，有部分患者以晕厥作为首发症状出现，这部分患者先感觉剧烈头痛，然后出现晕厥。脑出血发病具有急、快、重的特点，在体力活动或情绪激动时突然起病，发展迅速，早期有意识障碍及头痛、呕吐等颅内压增高症状及偏瘫、说不了话等定位体征。在脑部较深部位的短时间内大量出血，患者大多会出现意识障碍。严重的脑出血可引起患者嗜睡或昏迷。

## 晕厥的急救措施有什么

无论何种原因引起的晕厥，都要立即将患者平卧，保持头低脚高，解开较紧的衣领和裤带，促进血液回流至心脏，以保证脑部有尽可能多的血液供应。

看一下晕厥者有没有呼吸、心跳和脉搏，如果有的话，问题可能不太大，可以尝试疼痛刺激使其清醒。如果晕厥者意识迅速恢复也无其他明显不适，一般不需要特殊治疗，充分休息后再慢慢坐起。

对于心率过快或心率过慢的晕厥者应立即拨打急救电话 120，到医院查清发生晕厥的原因并进行救治。情况较严重的是晕厥后没有心跳和脉搏者，这种情况非常危急，心跳停止后 4 分钟内是抢救的关键时间，如果能进行正确的心肺复苏，则抢救成功的概率大一些。还可以让患者舌下含服一定剂量的速效救心丸或硝酸甘油，为抢救争取时间。所以心脏患者应该随身携带这类救命药，或放在固定、取用方便的地方以备不时之需。

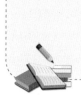

晕倒晕厥一回事，心脑血管最致命，

伴随症状帮判断，短暂恢复找原因。

在旁急救需谨慎，平卧通气防误吸，

心跳停止需按压，及时拨打120。

（冯 骏 丛龙龙）

# 短暂失语莫轻视，

# 血管检查应仔细

失语症在医学上有很多种表现，可以通过以下几个方面对失语症进行简单的识别。

自发谈话：在交谈中，注意其谈话的语量、语调和发音，说话是否费力，能否表达要说的意思。

理解能力：进行一些口头指令。如"摸鼻子之前先摸耳朵"。从几种物品、图画或身体部分中指出我们说的词，有些人因肢体瘫痪不能执行指令时，可用是／否的问题检查。

复述：要求被试者"跟我学""我说什么，您也说什么"。有些人只能复述大意或个别字，有些人可能以错语复述。严重复述障碍者复述出的内容与原句可能完全不同。

命名：要求其说出我们所指的物、图画、身体部分或颜色名称。如"用什么写字""煤是什么颜色"。

阅读：包括朗读和对所读文字的理解，只要出现其中任一方面的功能障碍就可确定为失读症。比如可能将"申"读作"甲"。

书写：写姓名、地址等，如书写不能，则存在书写障碍。

## 脑血管病引起的失语症

引起失语症的疾病以脑血管疾病最为多见，包括脑梗死和脑出血，其中1/3急性脑梗死患者会产生失语。在脑血管病引起的失语中，运动性失语和感觉性失语最为常见，也有两种症状同时存在的，也就是混合性失语。

运动性失语症是大脑语言中枢受伤了，患者说不出话来，或者说话很费劲，这部分患者说话也少，发音和语调不准，找不出词来表达自己，他们说了几十年的话突然说不了了，一时难以接受，而容易心情急躁。

感觉性失语是听觉性言语中枢受伤了，最典型的特点是理解不了别人说的话，他们常常说话流畅，但语无伦次，他们也会因为觉得自己跟别人说话是"对牛弹琴"而苦闷不已。此外，还有一种失语，叫作"命名性失语"，是大脑一个称为命名中枢的地方受损了，这种失语症的特点是"叫不上名字"，比如指着牙刷问患者"这是什么东西？"，他会答"刷牙用的"。拿着茶杯问"这叫什么名字？"，他说"喝水用的"。患者心里明白，就是叫不出名字。

原来说话很流畅的人，如果突然出现短暂性失语，很可能是脑梗死的先兆，要迅速到医院检查，这种一过性脑缺血症状，千万不要忽视。

短暂性脑缺血发作次数越多，间歇时间越短，发生脑卒中的可能性越大，严重者可能危及生命。如果反复出现失语、说话不清、一侧肢体麻木无力、突发头晕以及步履不稳等症状时应立即就医，第一时间查清病因！

神经中枢总司令，指挥活动管言语。

短暂失语莫轻视，血管检查应仔细。

失语也有多表现，不说不应不理解。

偏瘫失语是脑梗，康复护理要坚持。

凡事预防最科学，远离血栓保健康！

（冯 骏　丛龙龙）

# 致死胸痛有三种，

# 心梗、夹层和肺栓塞

## 心肌梗死、心绞痛引起的胸痛

心肌梗死、心绞痛常引起致死性胸痛。心绞痛，顾名思义，心脏像绞起来一样的痛。多数为前胸的胸骨后痛，往往偏左，并向左肩臂放散，有发闷的感觉，并有压榨感，一般发生在活动时或晨起遇到冷空气时，心绞痛每次持续数分钟，经休息或消除诱因后缓解，胸痛缓解后无不适感。由于胸痛呈发作性，很容易被患者忽视。

如果胸痛剧烈且持续时间超过 30 分钟，伴有大汗、严重胸闷甚至有窒息感，说明已经发展成了急性心肌梗死。即使胸痛缓解，已经无不适感，也应尽快去医院，做心电图检查以确定是否为急性心肌梗死。

## 主动脉夹层引起的胸痛

主动脉夹层引起的胸痛不只是前胸痛，还连带后背甚至腰腹部疼痛。这种疼痛具有撕裂感，难以忍受，在疼痛评分中可达 10 分。之所以如此之痛，是因为整个主动脉壁被撕裂。由于这种撕裂会沿主动脉轴由上往下发展，所以这种疼痛就会从前胸到腰背部。疼痛会持续数小时或数天。多数患者胸痛发生在剧烈活动时，胸痛开始时就特别剧烈，可伴有大汗淋漓。如果主动脉夹层发生的部位离心脏很近，出现剧烈胸痛后，动脉很快破裂导致患者胸痛后立即死亡；如果夹层发生的部位离心脏较远，剧烈胸痛后转为胸闷，继而出现腹痛、腹胀等症状，说明夹层继续向下延伸，非常危险。这类患者须立即送往医院。

**漏服需补服**　如果在常规吃药时间的 12 小时之内忘记,应立即按照常规剂量服用一次,然后再根据常规吃药时间服用下一次剂量。如果超过常规吃药时间的 12 小时之后忘记服药,则在下次常规吃药时间服用标准剂量,千万不能把剂量加倍。

**服药期间需要定期抽血化验**

服用抗血小板药物后可使出血时间延长,而有些患者对阿司匹林不敏感,需要在服用阿司匹林累计 300mg 以上,抽血检查血栓弹力图,来监测阿司匹林是否对自身有效。

如患者出现皮肤发青、发紫或皮肤上有出血点、牙龈出血、鼻出血、尿液颜色发红或淡红色、粪便颜色发黑等,应立即停药并到医院就医。

## "药" 回答

**怀孕期或哺乳期可以服用抗血小板药吗?**

服用抗血小板药物可增加孕妇及新生儿发生并发症的风险,所以怀孕期间不能服用;因抗血小板药物及其代谢物能进入母乳,故服用此药物期间应停止哺乳。

----

**拔牙、手术或发生其他创伤时需要停服抗血小板药吗?**

服用抗血小板药物会使出血时间延长,增加出血的风险,因此应停药 7 天以上再进行创伤性操作。当然,在停药前,应征求医生意见。

----

**服用抗血小板药期间可以喝酒吗?**

吃药期间不能喝酒,酒精会增加药物的抗血小板活性,延长出血时间,增加出血的风险。

（郭淑芸）

# 服用抗凝药物,

# 你要注意这些

## "药"分类

华法林钠片、利伐沙班片、达比加群酯胶囊。

## "药"吃明白

**抗凝药物的不适宜人群** 孕妇及哺乳期女性禁用;对利伐沙班或华法林过敏患者;有明显活动性出血患者;肝肾功能不全、严重高血压伴出血倾向或凝血异常患者;脊柱、硬膜外血肿患者;伴有外伤、感染、发热、甲亢等疾病的患者,服用华法林敏感性增强,腹泻患者服用抗凝药敏感性减弱,若有上述情况,在服用华法林之前须告知医生。

**抗凝药物的正确服用方法**

华法林钠片:温水口服即可。

利伐沙班片:餐后服用可以增加利伐沙班的吸收。如果不能整片吞服,可以将利伐沙班压碎后立即口服。

达比加群酯胶囊:温水送服,餐前餐后都可,服用时不要打开胶囊。

**漏服慎补服**

华法林钠片:若忘记服药,4 小时内尽快补服,超过 4 小时次日正常服用,切勿服用双倍剂量。

利伐沙班片:如果在"一日两次,一次口服 15mg"治疗期间发生漏服,应立即补服,以确保每日服用总量为 30mg。如果在"一日一次,一次口服 20mg"治疗期间发生漏服,立即补服,之后按照医嘱继续一日一次口服,不应为了弥补漏服的剂量而在一日之内将剂量加倍。

达比加群酯胶囊:若距离下次用药时间大于 6 小时,应补服漏服药量;如果距离下次服药时间不足 6 小时,不可再补服,更不可以补服两次药量。

## 服用抗凝药物是否需监测凝血指标

服用华法林钠片 3~5 天后需抽血检测国际标准化比值(INR),并定期复查。

而利伐沙班片安全性较华法林钠片高,且 INR 不能作为衡量利伐沙班抗凝活性的指标,无须监测凝血指标。

达比加群酯不需要监测 INR,可监测其他凝血指标,如凝血酶时间、活化部分凝血活酶时间。

### "药"回答

拔牙、手术或发生其他创伤时需要停药吗?

服用抗凝药物会抑制凝血酶原作用,增加出血的风险,因此应告知医师,根据凝血时间决定停药时间及是否进行有创操作。

------------------------------------------------

服用抗凝药物日常生活应注意些什么?

建议使用软毛牙刷、上蜡的牙线;避免使用牙签;避免碰撞、减少跌倒;规律饮食、均衡膳食;戒烟戒酒。

(郭淑芸)

# 皮下注射低分子肝素, 你要注意这些

## "药"分类

目前,低分子肝素只有注射剂应用于临床,其中应用最多的有 3 种,分别是依诺肝素钠(克赛)、那屈肝素钙(速碧林)以及达肝素钠(法安明)。

## "药"用明白

**低分子肝素的不适宜人群** 对肝素和低分子肝素过敏者;严重的凝血障碍患者;有低分子肝素或肝素诱导的血小板减少症史患者;活动性消化道溃疡或者出血倾向的器官损伤患者。

**不可自行注射,观察有无出血** 不要在家自行注射低分子肝素,应到正规医院由专业医护人员执行;用药前应清楚告知医生自己有无在吃其他抗血小板药物、抗凝药物,如华法林、阿司匹林、波立维等,以免抗凝药物使用过量引发出血;用药时应注意观察有无出血倾向;用药期间建议使用软毛刷刷牙;走路谨慎,避免跌倒碰撞。

**腹部注射** 有研究提出,腹部由于皮下脂肪多,毛细血管相对较少,皮下注射面积相对较大,温度恒定,药物吸收快,是皮下注射低分子肝素的首选部位。

## 皮下注射低分子肝素期间是否需要监测凝血指标

皮下注射低分子肝素之前,一般会先进行血常规和凝血功能检验,明确患者是否能注射低分子肝素以及适用的注射剂量。低分子肝素对凝血酶及其他凝血因子影响较小，因此使用该药的最大优点是使用期间无须监测活化部分凝血活酶时间（APTT）。但由于肝素有诱导血小板减少症（HIT）的风险，血小板减少会导致人体凝血功能不佳，引发出血，故若使用周期较长，需常规监测血小板计数。

## "药"回答

注射完低分子肝素，按压针眼时，按压时间和力度有什么需要注意的？

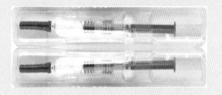

**预充式低分子肝素**

目前国内对于注射后按压时间没有统一的意见，国外有关按压时间的研究也较少，大多推荐注射完毕用棉签轻按于注射部位，没有对按压时间做具体要求。注射后按压与否、按压时间长短，本质上都是希望最大限度地减少皮下瘀斑、硬结、疼痛等并发症的发生。特别注意应避免揉搓和压迫力度过大，用力较大，易引起毛细血管破裂出血。

-------------------------------------------------

为什么注射低分子肝素需要早、晚间隔？

皮下注射低分子肝素需要严格遵循推荐剂量或根据医嘱，常规每隔 12 小时给药一次。皮下注射低分子肝素后，可在 1~8 小时内保持着一个相当恒定的活力浓度，12 小时后虽然浓度有所下降，但与注射前相比仍保持着一个相对较高的有效浓度。如果低分子肝素使用间隔时间较短，比如早上 9 时注射的，正常应晚上 9 时再次注射，但若提前到下午 3 时，则会导致短期内药物蓄积过量，可导致出血并发症的发生，严重时有生命危险。

（植艳茹）

# 服用降糖药物，

# 你要注意这些

## "药"分类

α-糖苷酶抑制剂：阿卡波糖；

双胍类：盐酸二甲双胍片；

磺酰脲类：格列苯脲、格列齐特；

胰岛素增敏剂：盐酸吡格列酮；

格列奈类：瑞格列奈片。

## "药"吃明白

口服降糖药物的适宜人群　糖尿病分为 1 型糖尿病和 2 型糖尿病，1 型糖尿病患者必须采用胰岛素替代治疗，不宜单独使用口服降糖药。口服降糖药物治疗主要适用于经过饮食治疗和运动锻炼 2~3 个月后，血糖仍然不在正常范围的 2 型糖尿病患者。

口服降糖药物的正确服用方法

阿卡波糖：与第一口饭同时嚼服效果最佳，且膳食中必须含有一定的碳水化合物（如大米、面粉等）时才能发挥效果。餐后或饭前服用则会起不到降糖效果。

盐酸二甲双胍：口服盐酸二甲双胍后会刺激胃黏膜，引起恶心、呕吐、腹胀等症状，因此应在饭后口服。

格列齐特:药物起效时间需要半小时,因此餐前半小时服用,进餐时间正好是药物开始起效时间。

格列苯脲:早餐前半小时服用,一日一次。

瑞格列奈:餐前 5~20 分钟口服为好,如不按时服用,可能会引起低血糖。

吡格列酮:每日仅需服一次,适宜在清晨空腹时服用。

### 漏服后怎样补服

阿卡波糖:用餐时发现漏服应立即补服;餐后发现不用补服,可增加运动量;下一餐前发现不用补服,测量血糖,若血糖轻微升高,可按原剂量服药,若血糖明显升高,按原剂量服药,并减少下一餐的进食量帮助血糖尽快恢复至正常范围。

盐酸二甲双胍:两餐间发现漏服,按原剂量补服。若联合其他降糖药应测血糖,血糖轻度升高,可通过运动来降糖不需要补服。升高明显,按原剂量补服。如果距离下一进餐时间只有半小时,不用补服。

格列齐特:进餐时间想起来漏服,可以将进餐时间拖延半小时。若饭后两餐之间才想起来,可以先测量一下随机血糖,如果血糖轻度升高,可通过运动来降糖不需要补服;血糖升高明显,可适当减量补服,但不能和下一餐的药一起服。下一餐前发现漏服不用补服,测量血糖,若血糖轻微升高,可按原剂量服药;若血糖明显升高,按原剂量服药,并减少下一餐的进食量,帮助血糖尽快恢复至正常范围。晚餐后发现漏服,可通过运动来降糖而不需要补服,以免引起低血糖。

格列苯脲:早餐后到午餐前发现漏服,测量血糖,必要时按原剂量服。午餐后发现漏服,老年人或血糖控制较好的人,可以通过减少进食量,增加活动量,不再补服。测血糖后,若血糖较高,可减药量补服。晚餐后避免夜间低血糖,可通过运动来降糖不需要补服。

瑞格列奈:漏服处理方法与格列齐特降糖药物类似。

盐酸吡格列酮:发现漏服,可按原剂量随时补服。

## "药" 回答

### 1. 口服降糖药物降糖效果不明显怎么办?

一些口服降糖药在体内有随时间延长,药物作用逐渐增强的性质。服用2~3天血糖下降不明显不要急于换药,事实上,有些降糖药物服用半个月甚至1个月,才能达到最大降糖效用。较合理的方法是服用任何降糖药物均必须从小剂量开始,根据血糖水平逐渐调整用药剂量,当服用至该药的最大剂量时,血糖仍不下降或控制不理想时应遵医嘱再改用其他药物或与其他药物联合应用。但同一类型降糖药不能联用,以免增加不良反应。

---

### 2. 血糖正常了,是不是就不用服用降糖药物了?

目前尚不能根治糖尿病,经过正规治疗后症状消失,血糖降至正常,但并不意味着糖尿病已经治愈,饮食控制和体育锻炼仍不能放松。除少数轻症患者外,绝大多数患者须继续用药维持,切忌擅自停药,否则会造成高血糖"卷土重来",导致病情恶化。

---

### 3. 服用降糖药物监测血糖正常了,是不是就不用监测血糖了?

服药后,一定要定时监测血糖,以了解服药效果,并以此来作为调整药量或更换药物的重要依据。临床发现,格列齐特、格列苯脲等药物疗效会随着时间推移而逐渐下降。若不定期复查,一旦出现药物继发失效,实际上形同未治。

总之,严格按照医嘱按时服药,提高用药安全,科学控制血糖,让糖尿病不再成为您"甜蜜的负担"。

(郭淑芸)

# 皮下注射胰岛素，

# 你要注意这些

## "药"分类

胰岛素按照作用时间的长短可分为短效胰岛素、中效胰岛素、长效胰岛素3种。

**短效胰岛素**　最常用的一种普通胰岛素，为无色澄明液体。皮下注射后20~30分钟起作用，2~4小时达作用高峰，持续5~8小时，一般在餐前30分钟皮下注射。

**中效胰岛素**　又称低精蛋白锌胰岛素，为乳白色浑浊液体。起效时间为1.5~4小时，6~10小时达作用高峰，作用持续时间18~24小时。

**长效胰岛素**　即精蛋白锌胰岛素，为白色或类白色的灭菌混悬液，振摇后应能均匀分散。注射后3~4小时开始生效，12~24小时达作用高峰，药效持续时间24~36小时。

胰岛素类似物包括速效和超长效2种胰岛素类似物。

**速效胰岛素**　皮下注射后起效时间10~20分钟，最大作用时间为注射后1~3小时，降糖作用持续3~5小时。现有品种包括门冬胰岛素（诺和锐）、赖脯胰岛素（优泌乐）、赖谷胰岛素。

**超长效胰岛素**　起效时间1.5~2小时，皮下注射后可24小时保持相对恒定浓度，无明显峰值出现。常用品种有甘精胰岛素（来得时）、重组甘精胰岛素（长秀霖）、地特胰岛素。

**预混胰岛素**　预混胰岛素是将短效或速效制剂和中效制剂按比例含量进行混合得出的。可一次注射，起效快，持续时间长达16~20小时。常用品种包括诺和灵系列(30R,50R)、甘舒霖系列(30R,50R)、优泌乐系列(25R,50R)等。

## "药"用明白

**注射前先确认所用胰岛素制剂规格**

进行胰岛素治疗前,一定要了解使用的胰岛素规格,以免剂量抽吸错误影响使用效果。目前临床上使用的瓶装胰岛素的规格是每0.1ml含4单位胰岛素,胰岛素笔芯的规格每0.1ml含10单位胰岛素。胰岛素笔芯只能装入配套的胰岛素笔注射,不能使用注射器抽吸注射。

**正确掌握胰岛素的注射方法**

未开封的瓶装胰岛素或胰岛素笔芯应提前30分钟取出,在室温下回暖。

**注射器注射方法**

抽吸前注意检查胰岛素的剂量是否正确。长、短效胰岛素或中、短效胰岛素混合使用时应该抽取澄清的短效胰岛素,然后再抽取混悬的中效或长效胰岛素,轻轻混匀。抽吸顺序不可颠倒,如果将中效或长效胰岛素混入短效胰岛素瓶内,这瓶胰岛素就不能再继续使用了。针头长度选择需个体化,针头越短,安全性越高。相较于5mm和8mm针头,使用4mm针头注射胰岛素更适用于所有体型的成人患者,并能减轻疼痛。注射时是否捏皮与进针角度的选择应结合针头长度决定。针头较短时,大部分患者无须捏皮,并可垂直进针。但在四肢或脂肪较少的腹部注射时,无论针头长短,都建议捏皮注射或45°倾斜注射。

**胰岛素笔使用方法**

**安装笔芯** 安装前检查笔芯是否完整,有无裂缝,如有破损应更换。胰岛素笔与胰岛素笔芯必须匹配。短效胰岛素注射笔和预混胰岛素注射笔的笔芯和笔是分开的,使用时必须组装,而长效胰岛素注射笔的笔芯和笔是一体的,用完即丢。方法:扭开笔芯架,装入笔芯,使用75%酒精棉签消毒胶塞,待干。取出针头,打开包装,顺时针旋紧针头,摘去针头保护帽。

**排气** 每次更换胰岛素笔芯时都要进行本操作。注射前,将剂量调节旋钮拨至2单位,针尖向上直立,手指轻弹笔芯架数次,使空气聚集在上部后,按压注射器，直至有一滴胰岛素从针头溢出，即表示活塞杆已与笔芯完全接触，且笔芯内气泡已排尽。

**注射** 旋转剂量调节旋钮，调至所需注射单位数进行注射。注意小心调节剂量，稍微旋转胰岛素选择按钮，剂量就会多或者少几个单位。胰岛素笔在注射后应留在皮下10秒钟以上，并继续按住推键，直至针头完全拔出，这样可以确保剂量准确，药物全部被注入体内，同时防止药液渗漏。剂量较大时，必须超过10秒。在使用预混胰岛素前，将胰岛素放在手心中，水平滚动10次，然后双手夹住胰岛素笔，上下轻轻摆动、双手搓揉10次，为保证剩余胰岛素能被充分混匀，应确保胰岛素笔中的预混胰岛素大于12单位，若不足，应及时更换笔芯。

**更换** 在胰岛素注射过程中应遵循针头"一人一针一换"的原则。目前市场上的胰岛素注射针头均为一次性使用产品，多次使用会造成针头钝化、倒钩，可能导致皮下脂肪增生，甚至出现将针头断在体内的意外。有些患者注射胰岛素后有不卸下针头的习惯，这等于给笔芯一个开放的通道，空气中和笔尖上的细菌可通过针管进入笔芯，既污染了药液，也增加了注射部位的感染机会。并且用完的针头不能随意丢弃，必须放入加盖的硬壳容器中，以免误伤他人或造成污染。

## 合理选择胰岛素注射部位

适合注射胰岛素的部位包括腹部、大腿外侧、手臂外侧1/4处和臀部，这些部位利于胰岛素吸收且神经分布较少。不同胰岛素因起效时间的差异，注射部位应有所选择。如早餐前注射常规（短效）胰岛素时，首选腹部，加快吸收，便于控制早餐后血糖波动；晚餐前注射中效胰岛素制剂，首选臀部或大腿，延缓吸收，以减少夜间低血糖的风险。

由于胰岛素是一种生长因子，反复在同一部位注射会导致皮下硬结，降低该部位胰岛素吸收率，吸收时间延长，进而导致血糖波动。因此，平时注射一定要注意注射部位的轮换。注射部位的轮换包括不同注射部（腹部、大腿外侧、手臂外侧1/4处和臀部）间的"左右大轮换"和同一注射部位的"小轮换"。"左右大轮换"有两种方法，一种是按照左边一周，右边一周的方法；另一种是按照左边一次，右边一次的方法。而"小轮换"则要求与上次的注射点距离1手指宽度，尽量避免在一个月内重复使用同一注射点。

## 胰岛素注射时间

注射时间与进餐时间对血糖也有影响，美国糖尿病协会建议根据饭前45分钟血糖水平使用胰岛素，这样可预防低血糖及餐后高血糖。餐前血糖在 3.9~6.7mmol/L 者，在餐前 15 分钟注射，可适当多进食。餐前血糖在 6.7~10.0mmol/L 者在餐前 30 分钟注射，按常规进餐。餐前血糖高于 10.0mmol/L 者，在餐前 45 分钟注射，减少进食。餐前血糖在 2.8~3.9mmol/L 者，可改在餐后注射。另外，常规短效胰岛素在注射后 20~30 分钟内起作用，需要在就餐前 5 分钟注射；中效胰岛素在注射后一小时起作用，需在餐前 30 分钟注射；长效胰岛素每日注射一次，以睡前注射为宜。

### "药"回答

1. 胰岛素该如何保存？

未开封的胰岛素应冷藏　未开封使用过的胰岛素药瓶、胰岛素笔芯或胰岛素预充注射笔应盒装储存于 2~8℃ 的冰箱内，注意胰岛素不可冷冻，因为胰岛素冰冻后会变性，失去生物活性。胰岛素如果冷冻结冰，即使解冻也不能使用。

已开封的胰岛素要室温保存　已开启正在使用的胰岛素可在室温（最高 25℃）中保存 28 天，而不必放入冰箱冷藏。反复的剧冷、剧热更易造成胰岛素的变性。特别是不能将装上笔芯的胰岛素笔放入冷藏箱，注射后反复从冰箱中放入、取出，如果针头未取下，胰岛素药液热胀冷缩就会吸入空气形成气泡，造成注射量不准。所以胰岛素笔每次注射后，只需将针头取下（防止气温的变化导致药液从针头外溢），室温保存即可。建议胰岛素开启时及时标明、记录开启时间，以免遗忘，使用超出有效期范围。

特别注意，如果乘坐长途车旅行，必须将胰岛素装在专用的盒子里，到达目的地后再放入冷藏箱中，如没有冰箱则应放在阴凉处。乘飞机旅行时，凭医院的胰岛素注射证明，可顺利通过安检，胰岛素应随身携带，千万不可随行李托运，因为托运舱与外界相通，温度可至 0℃ 以下，造成胰岛素冰冻变性。

---

### 2. 如何判断胰岛素是否失效？

过了保质期不能使用；正常情况下，速效胰岛素和短效胰岛素为无色、澄清溶液，若液体混浊、有结晶或变黄不能使用；中、长效胰岛素或预混胰岛素一般呈均匀的云雾状，出现团块状沉淀物，不能摇匀，则失效不能使用；从冰箱内取出的新胰岛素，如结冰也不能使用。

---

### 3. 注射胰岛素期间是否需要监测血糖，如何监测？

注射胰岛素期间一定要定期监测血糖，不能随意停药。血糖监测的频率选择一天中不同的时间点，包括餐前、餐后 2 小时、睡前及夜间（一般为凌晨 2~3 点）。在保证血糖达标的前提下尽量减少胰岛素剂量，更改胰岛素剂量时必须遵照医嘱。

**各时间点血糖监测的适用人群**

| 时间 | 适用人群 |
|------|----------|
| 餐前血糖 | 空腹血糖较高，或有低血糖风险的人群(老年人、血糖控制较好者) |
| 餐后 2 小时血糖 | 空腹血糖已获良好控制，但糖化血红蛋白不能达标者；需要了解饮食和运动对血糖影响者 |
| 睡前血糖 | 注射胰岛素患者，特别是晚餐前注射胰岛素患者 |
| 夜间血糖 | 经治疗血糖已接近达标，但空腹血糖仍高者；疑有夜间低血糖者 |
| 其他 | 出现低血糖症状时应及时监测血糖，剧烈运动前后宜监测血糖 |

---

### 4. 使用胰岛素会导致很多并发症，糖尿病治疗最后阶段才用？

由于部分使用胰岛素治疗的患者并发症屡屡出现，大家便认为这是胰岛素注射导致的。其实,往往是一些患者不听从医生建议,拖延胰岛素治疗,等到口服药物完全失效、血糖控制不佳、糖尿病并发症已经出现时才开始注射胰岛素,此时胰岛素治疗也只能起延缓病情发展的作用。临床专家指出,胰岛素不再是口服降糖药治疗失败后的选择,而是在疾病早期就值得采用的一种方案。

（植艳茹）

# 服用降尿酸药物,

## 你要注意这些

### "药"分类

目前主要有抑制尿酸合成、促进尿酸排泄以及促进尿酸分解的药物;
抑制尿酸合成的药物,如别嘌醇、非布司他;
促进尿酸排泄的药物,如苯溴马隆。

### "药"吃明白

不要自己随意停止服用药物;同时服用其他药物的话,需要告诉医生。
高尿酸血症是慢性病,需要耐心地长期治疗,治疗过程中若身体出现什么异常体征,应立即去看医生。

服用降尿酸药物的适宜人群

尿酸在 417~476μmol/L 者,主要采取饮食、运动以及调整生活方式等方法来降低尿酸。尿酸超过 476μmol/L 者，一般需要药物治疗。尿酸超过 536μmol/L，即使没有症状也必须开始药物治疗。

### 不同患病人群尿酸降低值要求不同

对于有痛风石的患者建议尿酸降到 300μmol/L 以下，因为这样有利于痛风石的溶解；

对于有痛风性关节炎、心脑疾病、糖尿病、高血压、肾功能不全的患者，建议尿酸降到 360μmol/L 以下；

对于无痛风性关节炎、心脑疾病、糖尿病、高血压、肾功能不全的患者，建议尿酸降到 420μmol/L 以下。

高尿酸血症虽可引起痛风以及肾脏、内分泌、心脑血管等疾病，但对神经退行性疾病，如阿尔茨海默病和帕金森病等疾病有保护作用，因此不建议尿酸降到 180μmol/L 以下。

### 漏服后怎样补服

一旦遵照医嘱开始服用降低尿酸的药物，则需要长期、持续性地服用。一旦停药，尿酸值会马上反弹上去。若出现忘记服用的情况不需要补服药物。千万不可以一日服用两日的药物剂量。

初始降尿酸的时候，建议 2~5 周检测一次血尿酸，并根据血尿酸值调整药物，血尿酸控制平稳后，可以延长监测时间间隔。

### 服用降尿酸药物时的注意事项

秋水仙碱是痛风发作期的首选药物，但毒性也较大，不良反应较多，中毒剂量和治疗剂量非常接近，所以在使用时应注意以下几点：

● 如发生呕吐、腹泻等反应，应减小用量，严重者应立即停药；

● 用药期间应定期检查血常规及肝、肾功能，防止肝、肾功能损害；

● 女性患者在服药期间及停药以后数周内不得妊娠；

● 老年人应减少剂量。

另外，为了使发作时的疼痛症状缓解，可以服用非甾体类等消炎镇痛药物，但这类药物只能短期服用，一旦疼痛症状得到缓解，应立刻停止服用。

## "药"回答

**1. 尿酸正常了是不是就可以停用降尿酸药了?**

即使血尿酸正常了,仍需要进行降尿酸治疗,因为沉积在组织中的尿酸溶解到血液中仍需时日,因此血尿酸正常并不代表全身的尿酸总量已经减少到正常范围。

------------------------------------------------------------

**2. 为何有时服用降尿酸药物后,痛风还会发作?**

开始应用降尿酸药物治疗后的最初 6~12 个月是急性痛风发作的好发阶段,这期间联合应用小剂量秋水仙碱(每天 1 次或 2 次,每次 0.5mg)或者非甾体消炎药能够预防急性痛风发作。

(储丹凤　植艳茹)

# 植入支架术后,

# 你要注意这些

血管支架一般采用的都是医用不锈钢或钴基合金材料,具有很强的支撑、耐腐蚀和塑形功能,一般不会生锈和塌陷。主要分为冠脉支架、脑血管支架、肾动脉支架、大动脉支架等。

## ✐ 术后解忧

**活动时间**　小支架植入术后 2 周可以恢复正常活动,恢复工作时间根据患者的身体状况和工作性质等因素而定。大支架一般植入 3 个月后可恢复日常学习和工作(非体力工作)。患者术后活动应循序渐进,可以选择一些低强度运动和娱乐项目,如早晚散步、做操、打太极拳等。但应避免连续繁忙的工作,或突然用力的动作,不要急赶车辆等。

**CT 检查或磁共振检查**　植入小支架的患者可以接受 CT 检查。一般情况下,植入钴基合金支架可以安全地进行 MRI(磁共振成像)检查,植入不锈钢支架后至少 4 周才可以进行 MRI(磁共振成像)检查。植入大支架的患者可以接受 CT 检查,磁共振成像检查(MRI)需要咨询医生。

**服用抗凝药**　植入小支架患者一般应遵医嘱服用以下药物:阿司匹林或阿司匹林加氯吡格雷片(双抗),阿司匹林需要终身服用;氯吡格雷片与阿司匹林合用,能降低狭窄率,且不需要终身服用,吃 1~1.5 年即可停药;阿托伐他汀主要是稳定斑块,延缓动脉粥样硬化进展。口径大于 6mm 的血管移植物置入手术极少发生移植物血栓形成,因此无需抗凝治疗。

**复查时间**　出院后 1 个月、3 个月、6 个月、9 个月、1 年是随诊的关键时间点,最好回医院进行血常规、血糖、血脂、肝肾功能、凝血功能、肌酸磷酸激酶(CK)的检查。冠脉支架植入术 6~9 个月后能住院一两天进行冠状动脉造影检查最为理想。

## ✐ 术后解答

**植入的支架会移位或脱落吗?**

手术过程中扩张小支架时给予的压力超过汽车轮胎压力的 6~8 倍,使支架紧紧地嵌于动脉壁上,因此不会移位。而大动脉支架植入后靠支架内的金属支撑环及金属倒钩附着于血管壁上,也不会发生移位。支架植入后,将被人体组织完全覆盖,形成类似于"钢筋混凝土"的包裹结构,与血管合为一体,无法分离,不会脱落。

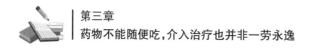

植入支架后可以乘飞机吗?

机场接受安检时,支架通常不会引起金属探测仪发出警报。小支架植入术后,患者复查各项指标都在正常范围内,可以乘坐飞机;大支架植入术后患者具体情况需要咨询医生。

血管里放置支架后是不是可以"高枕无忧"了?

支架手术完成后,临床症状得到了改善并不代表完全恢复健康。如果不注意消除潜在的危险因素,不遵医嘱服药,不定期随访,支架植入段血管和其他位置的血管仍旧有可能发生狭窄和堵塞。

(郭淑芸)

# 植入心脏封堵器后,

# 你要注意这些

正常人体的心脏就像一座房子,共有 4 个房间(2 个心房与 2 个心室),房子盖好以后互不干扰,但有的房子盖好前就有质量问题(先天性心脏病),如墙壁漏洞(房、室间隔缺损)或盖房子时临时水管没有及时撤掉(动脉导管未闭)等问题,需要及时进行修补堵漏。在 X 线透视下用特殊塞子(心脏封堵器)及时堵漏的技术是近年来新兴的一种治疗方法。

心脏封堵器的材料是选用镍钛合金制造的,其特点是重量轻,组织相容性好,对人体没有毒性,同时不会生锈变形。

## 术后解忧

活动　通常术后 12 小时(穿刺静脉)或 24 小时(穿刺动脉)即可下床活动。

只要不是重体力劳动,手术后完全可以正常工作。但要注意手术后 3~6 个月内避免剧烈运动,如打篮球、网球、潜水等,待封堵器与人体组织完全相嵌,就可以像正常人一样不受任何限制了。

**服用抗凝药** 放置后患者需要口服 6~9 个月的抗血小板类药物。若以前有房颤史,应改为口服华法林抗凝 4~8 周,主要防止封堵器在体内还没有被周围的组织完全包裹前,发生血栓。

**复查时间** 一般情况下,患者应在封堵后 1 个月、3 个月、6 个月、一年期间回医院复查心脏彩超、心电图,必要时还要拍胸片。如突然出现晕厥、胸闷等不适,应及时就医。

## 术后解答

**心脏封堵器放在体内安全吗？可以终身使用吗？**

心脏封堵器与人体组织相容性好,放入心脏后,其表面慢慢会被心脏内皮细胞包裹、覆盖,最终会成为心脏结构的一部分。极少数人对镍过敏需要外科方法取出封堵器,绝大多数患者不用担心异物反应,而且不需要更换,可以终身使用。

**孩子长大,心脏也会长大,还需要再换一个更大的封堵器吗？**

封堵器的置入都是一次性放入的,不需要更换。原因是封堵器周边的组织具有生长性,所以不用担心孩子长大了,封堵器变小的问题。

**心脏封堵器放在体内会不会掉,万一掉了有危险吗？**

理论上讲存在这种可能性,但实际上这项技术已非常成熟,发生率仅为 1‰,是非常低的。有经验的医生会通过术前仔细地筛选,术中认真地操作避免其发生。而且放置过程中,即使发生封堵器掉落,也可以通过介入手术取出或转入外科手术治疗。

**封堵器是金属,可以做磁共振检查吗？过安检会报警吗？**

封堵器的材料是镍钛合金以及高分子生物膜,没有磁性,封堵后 72 小时就可以安全地做磁共振检查。过安检也没有问题,坐飞机和火车均不受影响。

(梁爱琼)

# 植入心脏起搏器后，

# 你要注意这些

人工心脏起搏器能有效治疗严重的缓慢性心律失常。它是一种埋在体内的医疗电子仪器，由一个固定的脉冲发生器和特制导线组成，埋在左胸或右胸前的皮肤下，通过导线和电极定时将信号传输到所接触的心脏内膜面，使其正常工作。起搏器是金属外壳，导线包裹着硅胶套管，不论是金属钛还是硅胶，其生物相容性都很好，不会锈蚀，长期在体内对身体也没有影响。

## 术后解忧

**活动** 术后原则上不宜进行剧烈运动，防止左侧肢体过度活动引起起搏器导线断裂、脱位，影响其正常工作。一般术后 1 个月内患侧肢体避免剧烈重复地甩手、大幅度地外展、上抬及肩部负重等动作。避免剧烈咳嗽、深呼吸，以利于电极与心内膜的嵌顿、粘连和固定。6 周后，可从事一般家务劳动和日常工作，并可进行力所能及的活动，如散步、远足、旅游、钓鱼、打保龄球等。若出现肩部肌肉抽动，可能是导线脱离，应立即到医院检查。

**磁共振检查** 目前，对于大部分安装心脏起搏器的患者，不能行磁共振检查，因为电磁波或磁场会干扰起搏器的正常工作，进而影响心脏的跳动。但对于说明书明确标识为"核磁安全"的起搏器，可以放心地进行磁共振检查。

**复查时间** 定期复查是确保起搏器正常工作的重要手段。原则上手术后 1 个月内应每 2 周复查一次，正常后 3 个月内则改为每月 1 次，以后每 2~3 个月复查一次，直至满一年，一年后改为半年复查一次，接近起搏器使用期限时，应每月或每周复查一次。

## 术后解答

**心脏起搏器在体内会短路吗?突然停止工作怎么办?**

心脏起搏器电极导线外有绝缘层包裹,一般情况下不会引起短路,但有可能出现导线绝缘层意外破损或起搏器故障停止工作,这种情况发生概率极小,多半是因为上肢的肢体活动幅度过大、局部用力摩擦造成的。此时,可能会出现脉搏减慢,头晕甚至晕厥的情形,应立即到医院进行检查,必要时接受手术调整。

**心脏起搏器是一次性安装,可以终身使用吗?电池需要更换吗?**

起搏器正常工作需要电池,因此有使用期限。其使用寿命主要取决于起搏器电池的容量及心脏工作情况。一般单腔起搏器使用寿命为8~11年,双腔起搏器使用寿命为6~8年,三腔起搏器使用寿命为4~5年。通常起搏器不会突然没电,电池耗竭之前会有提示信号,大约有半年的缓冲期,因此患者不必过度紧张。当电池快没电时,可以通过患者的脉搏、心电图以及起搏器程控仪识别。患者平时应定期复诊,尤其是起搏器电池达到理论使用年限,务必到医院检查起搏器的电池情况。

**安装了心脏起搏器,能进行电针灸或电热理疗吗?**

一些理疗项目如微波治疗、超短波治疗、磁疗、电针灸等均应避免接触。因电流的作用会引起起搏器失灵,对起搏器造成永久性损害,严重者会引起室颤危及生命。

**安装了心脏起搏器,家用电器会有干扰吗?可以使用手机吗?**

一般家庭电器如冰箱、微波炉、电视机等不会影响起搏器的功能,可以放心地使用。但使用手机时,应使手机距离心脏起搏器15cm以上,接听电话时,最好用安装起搏器的对侧耳朵接听。

**安装了心脏起搏器,又要接受其他手术时,应该怎么办?**

一些医疗设备如手术电刀、心脏除颤器、r射线仪器、透热疗法仪器以及冲击碎石仪器和经皮电刺激仪等，对心脏起搏器均有干扰，应慎重使用。应主动向医师告知说明安装起搏器的情况。

**在家怎样知道起搏器是否正常工作？**

在家可自我监测脉搏，这是既简便又有效的方法。每天在固定时间并在相同的状态下进行，宜每天清晨醒来时和晚睡前或静坐 15 分钟后，自测脉搏 1 分钟，每天自测两次，判断脉搏是否正常。

**安装了心脏起搏器，生活中应怎样做好自我防护？**

旅行时，应随身携带起搏器植入知识手册及植入卡。乘汽车时，防止刹车对起搏器的强烈冲击，可预先用靠垫放在起搏器植入处。此外，打开汽车引擎盖时，身体不要靠近发动机的配电箱。乘飞机时，机场的安全检查装置不会影响起搏器功能，但金属探测器会报警，可向航空公司有关人员出示起搏器植入卡。平时应避免身体直接接触可震动或会发出电磁波的电器，如电动按摩床、电钻、电磁炉、剪草机或电热毯等。不要靠近高磁场的区域，如大型电机、变电站、雷达天线、电视广播发射天线、高压电缆或工业磁铁等区域。定时自我监测脉搏，如出现脉搏减慢，双下肢肿胀时应立即就医。

（梁爱琼）

# 心脏射频消融术后，

# 你要注意这些

心脏射频消融术是目前根治快速性心律失常最好的办法。

心脏射频消融术通常在 X 光血管造影机的透视下，通过局部麻醉，穿刺血管，把电极导管送至心脏发病的位置后，机器释放出高频电流，进行灼烧，使心肌坏死，从而一次性"消除病灶"，达到治疗目的。

大部分的快速性心律失常都能通过心脏射频消融术进行治疗，甚至达到完全根治的效果，如心房颤动、心房扑动、房性心动过速、预激综合征、阵发性室上性心动过速、室性早搏和阵发性室性心动过速等。

## 术后解忧

　　**年龄限制**　儿童因血管细、心脏小，手术难度高、风险大，应慎重选择。一般 3 岁以下的儿童患者尽量先选择药物治疗，而对于老年人，并没有明确的年龄限制，医生通常会综合评估患病类型以及心脏功能、身体状况来最终判定。

　　**活动**　一般情况下，手术一周后再洗澡，主要防止手术切口感染。洗澡时间不要过长，注意保暖，不要着凉。手术后休息 1~2 周就可以正常地学习和工作。但不要过于劳累，3 个月内不要从事重体力劳动。患者可以从事一般的体力劳动，以散步、慢跑、打太极拳、做体操等为宜。

　　**复查时间**　出院后主要应复查心电图。应 1~2 周复查一次，以后每 1~3 个月复查一次直至半年，必要时还需复查胸片、超声心动图及动态心电图。

## 术后解答

　　心脏射频消融术成功率高吗？容易复发吗？

　　心脏射频消融术技术非常成熟。预激综合征患者尤其适合选择射频消融术，成功率可达 98%。室上性心动过速患者、室性期前收缩患者接受治疗后基本不会复发。但心房颤动的治疗存在一定的复发率。通常患持续性心房颤动 1 年以上、高龄(>75 岁)、左心房扩大(>4.5cm)的患者容易复发。

（梁爱琼）

# 心脏搭桥术后，

# 你要注意这些

心脏搭桥手术就是摘取患者其他部位血管（如桡动脉、大隐静脉）或使用血管代替品，作为"桥血管"，在原有狭窄的冠状动脉旁重新建一条"公路"，让血液从新的桥血管通过，从而保证狭窄部位的心肌营养，改善心肌缺血。但此方法不能根治冠心病，只能缓解因冠状动脉狭窄导致的心肌缺血症状。

## ▎术后解忧

术后症状处理　搭桥手术后，通常切口疼痛最常见，一般可以忍耐，疼痛严重可选择一些镇静剂、镇痛剂。疼痛常在术后 4~5 天后逐渐好转。左胸和摘取血管的肢体出现麻木，一般不用处理，可加强功能锻炼。若取血管的肢体出现肿胀，可多抬高肢体或穿弹力袜减轻水肿。若咳嗽增加，需掌握自主咳嗽方法，配合有效拍背，促进痰液排出。

活动　一般情况下，大多数患者术后 7~10 天就可以出院，术后 4~6 周内避免牵拉胸部的动作，包括抱小孩、推移重物、开车，勿抬举重物，如搬家具、擦地板等。3~6 个月后即可恢复正常活动。爬楼梯是一种中、重度体力活动，家住楼上的患者，可以自行缓慢爬楼梯。活动应循序渐进，从低强度、小运动量开始，每次 5~10 分钟逐步增加到 20~30 分钟，至少每 2 天运动 1 次，以不感到劳累为宜，注意劳逸结合。

复查时间　一般根据手术情况决定，一般来说，术后 1 个月、3 个月、半年、一年回医院复查。随后，需定期复查血脂、肝功能，每年复查心脏超声。

## 术后解答

**手术后多久可以洗澡? 有什么需要注意的?**

手术后切口需完全愈合后方可洗澡,大约需要 30 天。洗澡时应注意:水温不要过高,最好与体温相当;时间不宜过长,宜 15 分钟内,尽量少于 30 分钟。注意通风,避免缺氧。空腹、饱餐或运动后不宜马上洗澡,情绪波动时也不行。洗澡时一旦出现头昏眼花、胸闷不适、心前区隐隐作痛等症状,应立即停止。

**做完冠脉搭桥术后,冠心病就不会复发了?**

冠脉搭桥手术只是冠心病治疗的第一步,并不能完全治愈冠心病,其后续治疗和保健至关重要,原来没有发生狭窄的血管以及新搭的桥血管都有再次发生狭窄或堵塞的可能。吸烟、高血脂、糖尿病、高血压是冠心病患者的独立危险因素,只有坚持合理的药物治疗、控制危险因素和建立健康的生活习惯,方可预防复发。当病情需要时,仍可进行再次搭桥手术。

（梁爱琼）

# 第四章

# 疾病早点好
# 饮食有门道

　　人体所需的各种营养素，必须通过每天的食物供应和补充，健康合理的饮食对于预防和治疗心血管疾病起着至关重要的作用。心血管疾病患者该怎么吃才是健康科学的？有哪些食谱可以借鉴？

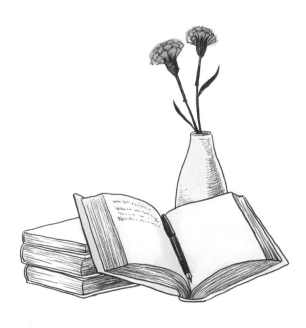

# 高血压患者的饮食

## 高血压患者的饮食原则

**低盐饮食**

食盐是日常生活中重要的调味品,也是维持人体酸碱平衡、调节神经和肌肉活动等必不可少的重要成分。然而,吃盐过多或吃得过咸,盐里含有的钠会在体内滞留,引起水肿、血压增高,并加重肾脏负担。国内外学者研究发现,凡是摄入食盐过多的地区,居民高血压发病率和心脑血管病的死亡率明显增高。

国内认为每人每天摄取的食盐应低于6g。调查发现,我国大多数地区的居民食盐摄入量普遍偏高,一般每人每天8~15g,远远超过机体的需要。人体获得食盐的途径通常有三种:一是食物中的自然含盐量;二是食品加工时添加的盐;三是烹调或进食时加入的盐。因此,高血压患者更应关注食物中的含盐量。烹调时少用盐、酱油之类,逐渐养成淡食习惯。同时,尽量少吃盐腌制食品,如咸菜、咸鱼、咸腊肉、咸蛋等。

**食物多样化**

何为多样化? 简言之,就是不挑食,吃五谷杂粮,荤素搭配。每天补充高蛋白的瘦肉、鱼类、豆制品,以及富含高维生素、高膳食纤维的新鲜蔬菜、水果。

**科学饮水**

高血压患者宜饮用硬水(如泉水、天然矿泉水),因为硬水中含有较多人体所需的微量元素如钙离子、镁离子、铁离子、锌离子,参与血管平滑肌细胞的舒缩功能调节,有利于血压控制,而煮沸后的水(软水)因产生沉淀,微量元素会明显减少。同时,清晨是补水的最佳时机,可刺激肠蠕动、防止便秘、降低血液浓度以及促进血液循环。

## 高血压患者的饮食禁忌

### 忌过量饮酒

大量饮酒后,血浆中儿茶酚胺浓度升高,导致神经兴奋、心跳加快、血压升高,容易造成管壁薄弱的脑动脉破裂,出现卒中等脑血管意外。长期过量饮酒,引起慢性酒精中毒可导致心脏、肝脏、肾脏、胃等重要脏器损害。

### 忌暴饮暴食

节制饮食作为健康长寿的养生之道,早在 2 000 多年前,《黄帝内经》中就提道:"饮食有节、起居有常、不妄劳作,故能形与神俱,而尽终其天年,度百岁乃去。"现代医学认为,饱食害处多,不仅增加肠胃负担引起消化系统疾病,还使营养过剩,引起肥胖,诱发高血压、冠心病、脑血管疾病、糖尿病等。因此民间谚语流传"每餐留一口,活到九十九""若要身体好,吃饭不过饱。"

现实生活中,有相当一部分人,吃饭一定要十分饱,否则没有饱腹感。这种情况可通过养成细嚼慢咽的进食习惯来改变,因为研究提示,人体大脑的饱腹感神经调节与进食时间有关,一般需要 20 分钟,如果细嚼慢咽则可减少大量食物摄入。同时,低脂肪、高蛋白、高膳食纤维的食物具有很好的饱腹感,餐前可选择低能量且增加饱腹的食物如酸奶、牛奶和豆浆。

## 高血压患者的适宜食物

### 五谷类

#### 糙米

营养功效:含有丰富的 B 族维生素和维生素 E,能提高免疫功能,促进血液循环;还含有大量膳食纤维,可促进胆固醇排出。

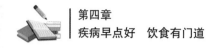

食谱搭配:

南瓜糙米小米糊:取老南瓜 200g,切成丁状;浸泡后的糙米 100g,浸泡后的小米 150g,一起混合用豆浆机打磨成糊状,烧开煮熟即可。

西洋参糙米粥:糙米 100g、西洋参 2g、麦冬 3g,混合用砂锅煮开后,小火熬制 90 分钟至粥熟软为宜,起锅前加入少许冰糖搅匀调味即可。

红薯糙米饭:糙米 100g,红薯 150g 切丁;先将糙米小火 30 分钟煮软后,加入红薯丁,加盖用中小火煮 15 分钟至红薯熟软即可,也可将两种食材混合后电饭煲蒸煮。

**小米**

营养功效:小米是高钾低钠食物,且富含膳食纤维,可促进肠胃蠕动,调节血压。

食谱搭配:

小米双麦粥:将小米 80g、荞麦 80g、燕麦 40g,一起用砂锅小火熬制约 30 分钟,至食材熟软即可食用。

小米南瓜粥:小米 80g 泡胀,南瓜 120g 切成颗粒;将小米煮软后,加入南瓜小火煮 15 分钟,至南瓜熟软后,搅拌混匀即可。

**玉米**

营养功效:玉米含有丰富的钙、铁、铜、锌等微量元素和胡萝卜素、维生素 E,可减轻动脉硬化,预防高血压、冠心病和老年痴呆症。

食谱搭配:

苦瓜炒玉米:嫩玉米粒 150g,苦瓜 100g,红椒青椒各少许均切成小块;先将食材焯水沥干,再用少许植物油(25g)炒熟加入少许盐即可。

玉米糊:玉米 60g、大米 10g,混合后一起放入豆浆机打磨煮熟即可。

**燕麦**

营养功效:每 100g 燕麦蛋白质的含量为 14.7g、脂肪含量为 7.1g、膳食纤维含量为 1.2g、钙含量为 26mg、铁含量为 3.2mg,还含有较多的亚油酸,占燕麦中全部不饱和脂肪酸的 35%~52%。长期食用燕麦,对降低人体血液胆固醇、脂蛋白和甘油三酯均有显著效果,可预防和治疗高血压、动脉硬化、糖尿病、高脂血症、脂肪肝等。

食谱搭配：

豆浆燕麦粥：豆浆 500ml、燕麦 50g，将豆浆与燕麦片加水一同放入锅中，用旺火烧开，再转用小火熬煮成稀粥。

枸杞百合燕麦粥：将枸杞子 10g、百合 10g、燕麦片 50g、水 500ml，放入砂锅，用旺火烧开后转用小火熬好后再焖5分钟即成，食用前加入少许白糖即可。

### 肉、蛋类

适宜高血压患者食用的高蛋白食物包括鱼类、禽类、瘦肉、牛肉等；蛋类包括鸡蛋、鸭蛋、鹌鹑蛋。烹饪以蒸、煮、炖汤等清淡方式为宜。

### 奶类

奶类富含蛋白质和钙、钾等元素，可直接食用，也可制作果汁牛奶和酸奶水果沙拉。

### 蔬菜类

大白菜、包菜、空心菜、芹菜、香菜、冬瓜、黄瓜、苦瓜、丝瓜、洋葱、茄子、马齿苋、西红柿、胡萝卜、白萝卜、黄豆芽、香菇、木耳等都是高血压患者适宜食用的蔬菜。

### 水果类

苹果、香蕉、橘子、橙子、葡萄、西瓜、菠萝、猕猴桃、桑葚、山楂等均为适宜高血压患者食用的常见水果。

### 茶饮类

一些常见的中药泡茶对于降压有一定辅助效果，如菊花茶、槐花茶、山楂茶、荷叶茶、葛根茶、莲子心茶、首乌茶等。

（刘丽萍）

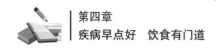
# 高血脂患者的饮食

## 高血脂患者的饮食原则

### 低热量

高血脂患者需要控制每天食物热量,尽量保持标准体重。不食或少食奶油,少吃甜食,使摄入与消耗保持平衡。

### 低脂肪

研究认为,每人每天食用油的摄入量在 25g(半两)左右比较适宜。而我国城市居民平均食用油用量达每天 80g,而且比例不合理。日常饮食中的油脂来源主要有两部分:一是烹调用的植物油,二是动物食物中的脂肪。因此,建议高血脂患者应循序渐进地减少食用油的摄入,比如改变烹饪方法,减少炒菜,多用炖、煮、凉拌的做法。尽量避免食用动物油,植物油也要限量。同时,不可忽略看不见的油脂,比如坚果类(花生、瓜子、核桃、腰果、开心果等)、奶油、黄油制品等都含有大量的脂肪。

### 高膳食纤维

即每天饮食中保证有充足的蔬菜、水果,一般建议每人每天蔬菜摄入量不少于 500g。

### 清淡少盐

饮食口味要清淡少盐,尽量少吃咸菜、盐鸭蛋、腌制肉类盐分高的食物,每人每天食盐摄入量应低于 6g。炒菜时少用盐,可加一些食醋、番茄酱或芝麻酱调味,食醋还能促进消化和吸收。

多饮水

高血脂患者血液的黏稠度较高、血流速度较慢,容易导致血小板在局部沉积发生血栓。多饮水有利于稀释血液,在一定程度上缓解血液的黏稠度,保持血液循环畅通。

## 高血脂患者的饮食禁忌

### 忌高脂肪食物

肥肉、油炸食品、油煎荷包蛋、牛排、比萨、汉堡、奶油制品等都是高脂肪食物,高血脂患者应尽量避免食用。脂肪含量高的坚果也应少吃,如核桃、花生、葵瓜子、杏仁、榛子等。

### 忌高胆固醇食物

动物内脏如猪脑、大肠、肝脏、心、肾、鸡胗、鸭胗、蛋黄等胆固醇含量较高,不宜多吃。

## 高血脂患者的适宜食物

### 主食宜以粗食为主

高血脂患者主食不能长期食用精米、精面粉,而应多选择糙米、全麦面、荞麦、小米、燕麦、玉米、红薯、土豆、豆类等五谷杂粮作为主食,以改善饮食结构,有利于调节血脂水平。

### 多吃鱼类食物

鱼类所含的饱和脂肪极低,尤其是来自深海的冷水鱼类,含有大量的 ω-3 脂肪酸,可降低胆固醇、甘油三酯含量和血液黏稠度。

### 肉食要控制

即使是动物精瘦肉也含有 20% 左右的脂肪,因此高血脂患者应控制每日

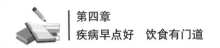
摄入肉食总量不超过 100g 为宜。

### 多吃蔬菜、水果

蔬菜、水果含有丰富维生素、膳食纤维,是食物调节血脂最好的帮手。比如芹菜、茄子、萝卜、苦瓜、洋葱、大蒜、香菇、木耳等都是具有降脂作用的蔬菜;葡萄、山楂、苹果、梨、猕猴桃、柑橘等水果也都起到调脂作用。同时,多吃蔬菜、水果增加饱腹感,可减少热量高的主食摄入,有助于控制体重。

### 常喝茶

饮茶有许多益处,这是众所周知的。建议高血脂患者常喝茶,因为茶叶中的儿茶素(俗称茶单宁)具有抗氧化、降低血液中胆固醇及低密度脂蛋白含量、抑制血压上升、抑制血小板凝集等有利功效。但需注意:茶水宜清淡,根据个人体质、不同季节选择适宜的茶叶,茶水避免与药物、水果同时食用。

(刘丽萍)

# 冠心病患者的饮食

## 冠心病患者的饮食原则

### 清淡少盐

冠心病患者要遵循膳食清淡的原则,一般每日食盐的摄入量应控制在 6g 以下,每克食盐可折合酱油 5ml,在使用酱油烹饪时也应注意钠含量。同时,用食盐腌制的榨菜、咸菜、酱豆腐等食物以少吃、不吃为好。

少食多餐

冠心病患者应养成少吃多餐、饮食规律的习惯,避免暴饮暴食增加心脏负担,尤其晚餐不宜太饱,不宜进食不易消化的高热量饮食。平常也应注意减少高热能食物的摄入。配合适量运动,保持理想体重,避免肥胖。

## 低脂饮食(参考高血脂患者的饮食)

食物多样

如主食除日常的大米、面粉外,可选择一些五谷杂粮(红薯、紫薯、玉米、土豆、山药、荞麦、燕麦等)满足热量需求,同时每天有新鲜蔬菜、时令水果补充维生素,适量肉类或蛋、奶、豆制品补充蛋白质。

对于冠心病患者而言,每天食物中摄入必要的膳食纤维,不仅有利于保持大便通畅,预防便秘诱发心绞痛;同时,食物中的膳食纤维与胆固醇结合,从而减少胆固醇的吸收,防止冠心病的发生和加重。

## 冠心病患者的饮食禁忌

忌饮酒

世界卫生组织研究指出:男性安全饮酒的限度是每天不超过20g酒精,中国现行的标准是每天酒精摄入量不超过15g。人们可能知道饮酒能成瘾,导致酒精性肝病,而酒精对心脏的毒性作用人们却知之甚少。事实上,饮酒还会致心肌细胞和心肌间质纤维化,使得心肌收缩和舒张功能减退。过多的酒精摄入还可使心脏耗氧量增多,加重冠心病患者的心脏负担。

忌油腻

冠心病患者应平时尽量少吃过于油腻或高脂肪的食物,主张以大豆油、菜籽油、芝麻油、玉米油、葵花籽油等为烹调用油,少用猪油、鸡油、牛油等动物油。烹饪方式以蒸、煮、炖、凉拌为主,减少煎、炒、油炸食品。

每天应多吃新鲜蔬菜、水果,补充豆制品、瘦肉、鱼类等高蛋白食物。日常

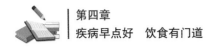
生活中,可以多喝绿豆汤、莲子汤、百合汤、菊花茶、荷叶茶等清淡汤汁和饮料,尽量避免浓茶、咖啡等刺激性饮料。

### 忌暴饮暴食

冠心病患者不能像普通人那样遇到佳肴就猛吃一顿。每次吃饭,都应当遵循一定的用量,每餐七八分饱,少吃多餐,才是养生之道。尽量避免不易消化的食物,如芹菜、韭菜等。晚餐不宜吃得过饱。

### 忌生冷食物

日常一定要注意避免生冷食物,尤其禁食冷饮。因为一旦进食冷饮,会引起全身血管收缩,血压突然升高,容易突发心绞痛、心肌梗死、脑出血。

### 忌脱水

冠心病患者的血黏度通常有所增高,脱水导致血液浓度升高,可导致缺血或心脑血管堵塞,严重时可引起心肌梗死或脑卒中。因此冠心病患者平时要养成定时喝水的好习惯,不要等到渴了想喝时才喝,其实这已造成不同程度的脱水。建议睡前半小时或者是半夜醒来及清晨起床后,喝一些温开水。

## 冠心病患者的适宜食物

冠心病患者的主食除常见的大米、面粉类食品外,主张经常食用一些五谷杂粮食物,比如红薯、紫薯、小米、玉米、土豆、山药、荞麦面之类。但需注意少吃甜品糕点、油炸食品。同时,也建议根据时令季节和个人喜好,进食各种粥类,以改善食物多样化,有利于食物消化和营养成分更全面吸收。

### 养生粥

#### 绿豆粥

营养功效:绿豆性味甘、凉,有清热解暑、解毒消肿功效,是夏季解暑除烦、清热生津佳品。但需注意:绿豆性寒,脾胃虚寒、腹泻者不宜食用,一般不宜冬季食用。

食谱搭配:大米250g、绿豆150g(可根据个人喜好适量增减)。

小火慢炖法:绿豆放入锅中,加清水 1 500ml 左右,烧开后小火慢炖 40 分钟左右,等绿豆酥烂时,放入大米用中火烧煮 30 分钟左右,煮至粥汤浓稠即可。

高压锅煮粥法:将大米和绿豆一起加入 1 500ml 清水中,高压锅上汽后即调至小火(能听到高压锅压力阀轻微的减压声音为宜),继续保持加压煮粥 10 分钟左右熄火。待高压锅自然冷却、压力恢复正常时即可开锅食用。

**玉米粥**

营养功效:玉米是一种常见的杂粮,含多种维生素和矿物质,且亚油酸、膳食纤维含量较高,可降低人体血液胆固醇含量,预防高血压和冠心病的发生,也可防治便秘、肠炎、肠癌等。适宜脾胃虚弱、气血不足、营养不良、冠心病、记忆力减退、习惯性便秘者以及中老年人食用。玉米粥味道香甜,易于消化,适合早晚餐食用。

食谱搭配

玉米粉粳米粥:玉米粉、粳米各适量,辅料可添加枸杞少许。先将粳米、枸杞一起下锅煮沸后,再将玉米粉加适量冷水调和,然后放入锅中同煮为粥状即可。

玉米大米粥:大米 100g、干玉米片 50g 或新鲜玉米粒 100g 压碎(可根据喜好适量增减)。先将大米粥煮沸,再加入玉米片小火慢慢熬成粥状。

**┥小贴士┝**

营养不良的患者,可加入少量虾肉,一般 2~3 只虾切成粒状,或加入豆腐等高蛋白食材,辅以少量食盐提味即可。

**豆浆粥**

营养功效:豆浆营养丰富,多喝豆浆可预防老年痴呆症,增强抗病能力。

食谱搭配:豆浆汁 1 000ml、粳米或大米 100g,冰糖或白砂糖备用。

慢火熬粥法:先将粳米或大米放入砂锅内,加入适量清水(500ml 左右)煮沸至米开花,再加入豆浆汁小火熬至粥稠即可(需注意:加入豆浆煮开时,米汤很容易溢出,需守候旁边调节火候,不要加锅盖)。

高压锅煮粥法:将豆浆汁 1 000ml、清水 500ml,连同粳米或大米 100g 一起

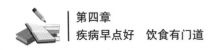

放入高压锅,煮开后即调至小火继续加压 5~10 分钟(粳米 5 分钟、大米 10 分钟)
熄火即可,待高压锅自然冷却,等锅内压力回至正常大气压即可开锅食用。

> **小贴士**
>
> 以上两种豆浆粥可以根据个人喜好加入少量冰糖一起熬煮,或食用时加入少许白砂糖。

### 香菇牛肉粥

营养功效:香菇粥可以降血压、益气血、补脾胃。

食谱搭配:新鲜香菇或水发香菇 2 个、熟牛肉 50g、粳米或大米 100g。先将香菇切丝,牛肉切成小丁。再跟洗净的米一起倒入锅中,放入适量水用大火烧开,再改成小火煮成粥,起锅前可加入少许姜末、食盐、葱花,稍煮一会即可。

> **小贴士**
>
> 加入少许红薯粒或南瓜可让香菇牛肉粥色彩更靓丽。

### 紫菜瘦肉粥

营养功效:紫菜富含胆碱和钙、铁,能增强记忆;所含的多糖具有调节细胞免疫的作用。

食谱搭配:干紫菜 20g,猪肉末 50g,粳米或大米 100g。

将紫菜洗净,放入冷水中浸泡,去除腥味;猪肉切末备用;粳米或大米淘洗干净,用冷水浸泡半小时,捞出沥干水分;锅中加入约 1 000ml 冷水,将粳米放入,先用旺火烧沸;然后加入紫菜、猪肉末,再改用小火熬煮至黏稠即可;加入少量盐调好味,即可盛起食用。

### 鱼类

清蒸:可选择鱼刺少的鲈鱼、钳鱼、鳜鱼等。

家常做法:选择 500g 左右鱼一条,去鱼鳞、剖开洗净,鱼身横切两刀,涂抹料酒、食盐(或生抽酱油)去腥入味,鱼肚中加入姜片、葱白去腥味,根据个人喜好可在鱼身外面加入一小勺黑豆豉。装盘入锅,大火蒸至上气后,调中火继续蒸10分钟。起锅时,鱼身淋上少许烧热的芝麻油或调和油,加入少许葱丝(大葱茎部分切丝)装点即可。

熬汤:常用鲫鱼汤,选择每条100~150g鲫鱼为佳。将鲫鱼去鳞、洗净,外面涂抹少许料酒、食盐使之去腥入味。将色拉油烧热,鱼下锅,小火微煎(两面翻转)约1分钟即可,加入少量清水、姜片,水开后用小火熬制鱼汤发白即可。起锅前加入少许葱花,以减轻鱼腥味提升汤的鲜味(也可将小葱白和姜片一起下锅熬汤;还可在起锅前加入少许牛奶,增加鱼汤的浓稠度)。

其他多味烹制方法:如红烧鱼、糖醋鱼、酸菜鱼、凉拌鱼、火锅鱼等,根据各地做法选择适合的口味烹制即可。也可买超市现成烹制鱼的调料包,方便快捷。海产鱼类如带鱼、鳕鱼等也是不错的选择。

**家禽类**

鸡、鸭、鹅、鸽子等,这些都是冠心病患者适宜食用的脂肪含量较少、蛋白含量高的食物。烹饪方法包括炖汤、煎炒、红烧等,根据喜好选择即可。

**蔬菜类**

常见的各种蔬菜都是冠心病患者适宜的,尽量选择时令新鲜蔬菜,各种颜色的蔬菜都有其不同的营养成分,不能挑食。但需注意淀粉类含量高的蔬菜,如土豆、莲藕、芋头,不宜晚餐食用,以免消化不良影响睡眠。

**奶制品**

冠心病患者宜选择低脂、高钙的纯牛奶,可用奶粉冲泡,也可选择液状牛奶。年老体弱不宜直接食用冷牛奶,可将牛奶加热后食用。对牛奶不耐受或不喜欢牛奶者,可选择常温酸奶,在补充营养的同时还可调节肠胃功能。豆浆也是我国大众普遍选择且营养丰富、适宜冠心病患者的豆奶制品。

**适宜水果**

冠心病患者可选择的水果种类也十分丰富,如常见的苹果、梨、香蕉、橙子、橘子、柚子、猕猴桃、葡萄、西瓜等,多吃水果,不仅享受美味,还可补充人体所需的多种维生素和微量元素。

**适量饮茶**

因为茶叶具有抗凝血和促进纤维蛋白溶解的作用。茶多酚可改善微血管

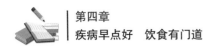

壁的渗透性,有效地增强心肌和血管壁的弹性和抵抗力,减轻动脉粥样硬化的程度。咖啡因和茶碱可直接兴奋心脏,扩张冠状动脉,增强心肌功能。值得注意的是:饮茶清淡为宜,避免浓茶,并且避免与药物同服,避免夜间饮茶。

(刘丽萍)

# 心力衰竭患者的饮食

## 心力衰竭(心衰)患者的饮食原则

### 限制钠盐摄入

选用低盐、无盐、低钠饮食以预防和减轻水肿。过多摄入食盐易导致血容量增加,从而加重心脏负荷。轻度心衰患者每日摄入食盐量应少于 5g,中度心衰患者食盐摄入量为 2g,重度患者食盐摄入量为 1g(可购买相应容积的盐勺,以准确测量)。低盐饮食即每天摄入食盐 2g 以下;无盐饮食即烹调时不添加食盐及酱油;低钠饮食除烹调时不添加食盐及酱油外,全天主副食品含钠量低于500mg。服用大量利尿剂时,可适当增加食盐的摄入量。

### 控制饮水量

为减轻心脏负担,多数研究者主张适当限制心衰患者每天饮水量(包括饮水、汤类食物、水果中的含水量)和输液量,以不超过 1.5L 为宜。与此同时,限水也可能对心衰患者造成口渴、口腔干燥等不适症状,可通过漱口、嚼口香糖等方式来减轻症状。对于心衰患者的限水量,最好根据个体每天排出液体量(主要包含尿液、粪便、汗液等)来调整,基本达到"量出为入,出入平衡"。

### 少量多餐、不宜过饱

心衰患者应少量多餐,细嚼慢咽,每天 5~6 餐,避免过饱而引起胃肠过度充盈,增加心脏负担,诱发心律失常或心绞痛等不良后果。

### 食物应易于消化

心衰患者活动量明显减少,消化系统功能减弱,因此选择易于消化的食物,既可减轻进餐时的体力消耗,也有助于减轻胃肠道的负担,利于食物消化吸收。应避免生冷、坚硬、油腻及刺激性食物。少吃产气食物包括各种豆类、薯类、南瓜等,以免肠道产气多,腹腔饱胀不适,加重心脏负担。

### 补充含钾食物

心衰患者服用利尿药后,尿量增加从而导致体内钾离子排泄增多。缺钾可引起肠麻痹,易诱发洋地黄(强心药物)中毒,因此对长期应用利尿剂的患者应多吃含钾丰富的食物及水果,如蘑菇、紫菜、油菜、橘子、香菇、香蕉、红枣等。

## 心衰患者的饮食禁忌

### 忌咸食和腌制品

为避免盐分摄入过多加重心脏负担,心衰患者禁忌食用各种腌制咸菜、咸鸭蛋、腌制腊肉等含盐量很高的食品。

### 忌食物过于精细

精细的食物不利于大便的形成,宜荤素搭配、粗粮细粮搭配,适当选用多纤维食物,有利于保持大便畅通。

## 心衰患者的适宜食物

### 易于消化的软食、半流质或流质食物

轻度心衰患者(休息时无症状,但平时一般活动就出现疲乏、心悸、呼吸困难),尽量选择易于咀嚼消化的软食;对于中、重度心衰的患者(体力活动明显受限制,即使室内活动或如厕、穿衣等都会出现疲乏、喘累症状,需卧床休息者),宜多选择半流质、流质食物,以减轻进食时的体能消耗和耗氧量,并利于

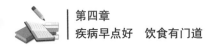

消化吸收,减轻胃肠道负担。

**软食类**

松软米饭:煮米饭时宜加水充足,使其松软易消化,不需费力咀嚼。

面食类:包子、馄饨、饺子、面条、米粉、米线等,都属于易于咀嚼的软食。但需注意,包子、馄饨、饺子含肉类食物,不宜进食过多,以免增加胃肠道消化负担。

**半流质食物**

粥类:可参考高血压、冠心病患者适宜饮食的养生粥。

食物羹:如五谷杂粮羹、玉米羹、小米羹、豆汁蔬菜羹、鸡蛋羹等。

水果类:西瓜、葡萄、橘子、猕猴桃等含水分多、质软易于咀嚼的水果。

**流质食物**

奶制品:牛奶、酸奶、豆浆等。

汤类食物:鱼汤、鸡汤、排骨汤、蔬菜汤之类。

果汁类:即采用榨汁机将水果压榨去渣,保留果汁。

**高蛋白质食物**

以鱼类、家禽、动物瘦肉、蛋类、奶类、豆制品等富含优质蛋白质食物为佳,心衰患者进食高蛋白食物可增强机体抵抗力,蛋白质需要量一般每日每千克体重 1g 为宜。

部分食物蛋白质含量参考(g/100g)

| 食物名称 | 蛋白质含量 | 食物名称 | 蛋白质含量 |
|---|---|---|---|
| 猪瘦肉 | 16 | 鲫鱼 | 21 |
| 牛肉 / 鸡肉 | 20 | 草鱼 / 黄鱼 / 带鱼 | 17 |
| 兔肉 | 24 | 河虾 / 海虾 | 17/18 |
| 鸡蛋 | 12 | 豆腐干 / 豆腐 / 豆浆 | 20/5/4 |
| 花生 | 24 | 腐竹 / 黄豆芽 | 50/11 |
| 牛奶 / 羊奶 | 3/4 | 干蘑菇 / 鲜蘑菇 | 38/3 |

除了看蛋白质的含量外,还要看该种食物蛋白质的消化吸收率。如大豆蛋白质含量高,质量好,但其蛋白质消化吸收率只有 60%~65%,若将其制成豆

腐及各种豆制品,则消化吸收率可提高到 92%~96%。鱼肉肌纤维较短,水分较多,脂肪量少,肉质细嫩,消化吸收率为 95%~98%。

烹饪高蛋白肉类食物时宜炖软、切细、剁碎,可加工成肉丸子、肉丝、肉丁、鲜嫩肉片等易于咀嚼的形式,加上蔬菜的色彩搭配,以增进食欲,促进消化。

推荐几个简单易做且适合心衰患者的家常菜肴。

### 排骨萝卜汤

将排骨洗干净切成段,白萝卜、胡萝卜切段;

排骨冷水时入锅,烧开时除血泡;加入生姜(拍碎或姜片均可)、胡椒粒;

小火慢炖 2 小时,加入萝卜煮熟,放少许盐即可。

> **小贴士**
>
> 排骨选用质嫩的肋排,炖软至易脱骨为宜;红、白色搭配的萝卜能增进食欲、帮助消化,此道菜营养合理,且取材方便、烹饪简单,很适合冠心病患者、心衰患者食用。

### 番茄肉丸子汤

肉丸子选择猪肉、鸡肉、鱼肉均可,一次 250g 左右;

番茄一个约 150g,切成块状;

猪肉肥瘦以二八比例为宜,可用绞肉机绞磨两遍使肉末更细腻,鸡肉、鱼肉需去骨、除刺后反复剁细;

将剁细的肉末放入碗内,打入鸡蛋一只,加少许食盐、水淀粉、色拉油,充分搅拌混匀;

锅内加清水约 800ml,放姜片 3~5 片,水开后加入番茄,再次沸腾后加入肉丸子(用汤勺舀成圆形入锅),待肉丸子浮在汤面即熟透,加入葱花、鸡精(可不用)即可起锅食用。

**小贴士**

番茄含有对心血管具有保护作用的维生素和矿物质元素,能减少心脏病的发作,所含的苹果酸或柠檬酸,有助于胃液对脂肪及蛋白质的消化。

**冬瓜鲫鱼汤**

鲫鱼去鳞、除内脏、洗净,冬瓜去皮切片,姜切片,葱切段备用;

锅烧热,倒油烧热后放入鲫鱼煎至两面上色定型;

把葱姜放入爆香,倒入足量开水,大火煮 10 分钟;

放入冬瓜继续煮 10 分钟左右,加入少许盐即可起锅。

**小贴士**

鲫鱼蛋白质丰富,冬瓜利尿消肿,此汤适用于心衰水肿、低蛋白水肿及脾胃虚弱的患者。

**木耳炒肉片**

猪瘦肉 100g,干木耳少许,青椒、红椒适量;

先将干木耳用温水泡胀、洗净;青椒、红椒切成不规则块状;

猪肉切薄片,加入料酒、盐、水淀粉、色拉油充分混合搅匀,使肉片充分吸收水分、淀粉,肉质更细嫩;

热锅倒入色拉油(也可选调和油、橄榄油、葵花油等植物油)100g 左右,油加热至七八成热即可倒入肉片,翻炒至肉片松散,加入木耳、青椒、红椒炒熟即可。

**小贴士**

黑木耳含有丰富的蛋白质、微量元素和纤维素,具有滋补气血、润肺益胃、润燥利肠、改善心肌缺氧、提高免疫力等作用。

**青椒肉丝**

猪肉切丝,加入少许盐和水淀粉后抓匀;腌几分钟后加入一汤匙清水,再抓匀后腌制 15 分钟,肉丝充分吸饱水分就会更嫩滑;

青椒洗净去蒂,切成和肉丝一样粗细的丝;

开大火烧热油,放入肉丝划散;炒至肉丝变色后烹入料酒并放入姜丝,继续翻炒几下;

放入青椒丝,炒至断生;倒入水淀粉芡汁,翻炒均匀后即可出锅(芡汁:水淀粉小半碗、糖半茶匙、酱油半汤匙)。

**玉米兔丁**

兔肉 150g 洗净剔骨,切成玉米粒一样大小,加盐、鸡精、料酒、水淀粉腌制 5 分钟;

青椒、红椒切成玉米粒大小;鲜玉米 100g 或玉米罐头把水滤出;

热锅放油,加入腌制好的兔肉、花椒粒 10 颗(也可不用花椒)翻炒 2 分钟,再加入玉米粒翻炒 3 分钟,加入青椒和红椒粒、少许盐,略炒 2 分钟即可起锅装盘。

**小贴士**

此道菜肴色泽鲜艳、香嫩可口,营养丰富,但因玉米粒不易消化,老年人、心衰患者应细嚼慢咽,少量进食。

**三鲜滑蛋豆腐**

把两只鸡蛋打入碗里,用力调散,加入清水继续调匀,放盐、鸡精调味,水开后放入锅内蒸熟;

把豆腐、香菇、午餐肉(或火腿肠)、胡萝卜切成丁状,全部汆水后备用;

重新烧一锅水,将汆过水的食材倒入锅里面,水开后去掉浮沫,加入少许盐、鸡精、胡椒调味;

然后勾芡,加入少许色拉油即可起锅;

将做好的三鲜羹淋在蒸熟的鸡蛋上面,撒上葱花即可上桌了。

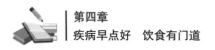

**蔬菜类食物**

对于心衰患者来说,各种新鲜蔬菜都可选择,尤其建议经常食用绿叶蔬菜,因其膳食纤维含量高,可促进肠蠕动,利于排便。不易消化的高淀粉类蔬菜如莲藕、土豆、芋头,尽量少吃。

家常菜肴示例如下:

**青菜豆腐羹**

将青菜过开水焯熟捞出,放凉后切碎;豆腐切成细丁状放入清水中浸泡去腥;锅中加入适量清水(有鸡汤、肉汤更佳),烧开后调入盐,放入青菜末、豆腐丁,煮开勾芡,加味精、淋香油即可。

> **小贴士**
>
> 此道菜口感滑嫩,味道鲜美,容易消化,很适合心衰患者和老人。

**木耳炒山药**

山药切片放在淡盐水里防止氧化变黑;

锅中烧开水分别把山药和黑木耳焯水;

木耳撕小朵,红椒切片,葱蒜切末;

锅中热油将葱末爆香,放山药翻炒均匀,倒入木耳和红椒炒匀,加盐和小半碗清水;

最后加鸡精和蒜末即可。

**西红柿炒鸡蛋**

鸡蛋 2 个,西红柿 2 个;

将西红柿洗净后用沸水烫一下,去皮、去蒂,切片;

将鸡蛋打入碗中,加盐,用筷子充分搅打均匀;

炒锅放油烧热,倒入搅好的鸡蛋液,蛋膨胀后用锅铲炒散,铲出待用;

留余油烧热,下西红柿煸炒,放少许白砂糖,再倒入蛋同炒,加适量盐,炒匀后出锅撒上葱花即成。

（刘丽萍）

# 血栓患者的饮食

## 血栓患者的饮食原则

**低盐、低脂、低胆固醇膳食**

参考高血压、高脂血症、动脉粥样硬化患者的饮食原则。

**高膳食纤维**

高膳食纤维可增加肠道蠕动,保持大便通畅,避免因便秘引起的腹压增高。其配餐原则是在普通膳食的基础上,增加膳食纤维丰富的食物,每日所提供膳食纤维总量为35~40g。

**科学饮水**

晨起后空腹喝一杯温开水可以弥补睡眠时的隐性出汗和尿液分泌所丢失的水分,足量饮水可以降低血液黏度,增加循环容量。饮水应少量多次,忌大量急剧饮水,以每天7~8杯水为宜。在患者心、肾功能允许的情况下,选择适合自己的饮水量。

**限酒**

酗酒或经常饮用大量高浓度的酒,致使血液中血小板及凝血因子减少,可导致出血倾向。建议成年男性一天饮用的酒精量不超过25g,成年女性一天不超过15g。

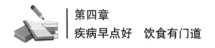

**血栓患者适宜的食物**

日常生活中许多食品对防治血栓形成是有益的,应提高其在饮食组成中的比例。

**洋葱**　洋葱中含有丰富的前列腺素 A 和槲皮酮,其具有扩张血管、降低血液黏度、增加血流量、抑制血小板凝集的作用,在一定程度上预防血栓形成。

**黑木耳**　黑木耳中的腺嘌呤核苷有显著抑制血栓形成的作用,故被誉为天然的抗凝剂。此外,黑木耳较难消化,并有一定的滑肠作用,故脾虚消化不良或大便溏稀者、对木耳等真菌过敏者均忌食用。

**大蒜**　大蒜能抑制血小板聚集增加纤维蛋白的溶解活性,使血液循环通畅,预防血栓形成。

**生姜**　生姜中含有姜烯酚、姜烯酮,能降低血液黏稠度,减少血小板凝集,从而起到预防血栓形成的作用。

**橄榄油**　橄榄油可使血小板黏附性和血小板释放血栓素 A 的作用下降,从而抑制血小板凝集和血栓形成。

**鱼类**　鱼除了可以调节血脂外,还可以使血中纤维蛋白原下降,延长凝血时间,具有抗血栓形成的作用。建议每周至少食用 300g 鱼肉。

**山核桃**　山核桃中富含单不饱和脂肪酸,其具有滋养和强化动脉壁的作用,故能防止血栓的形成。

**柚子**　柚子中含有大量的维生素 C,可以降低血液中的胆固醇;柚子的果胶不仅可降低低密度脂蛋白水平,而且可以减少动脉壁的损坏程度;柚子中的生物活性物质皮甙,可降低血液的黏度,从而减少血栓的形成。

**猕猴桃**　猕猴桃含有丰富的矿物质,包括丰富的钙、磷、铁,还含有胡萝卜素和多种维生素,对维持人体健康具有重要的作用。它含有的维生素 C 有助于降低血液中的胆固醇水平,起到扩张血管和降低血压的作用,定期吃猕猴桃可以帮助稳定血液中胆固醇的水平。

**茶**　茶叶中含有茶色素、茶碱及多量维生素 C。茶色素有抗凝、促纤溶与抑制血小板聚集的作用。茶碱可抑制血小板的聚集与释放。因此,适当饮淡茶对预防血栓形成是有益的。

当然,合并有其他疾病(例如糖尿病、高血压病等)的患者,应当在医生的指导下合理选择食物及烹饪方式。

（喻　英）

# 高尿酸血症和痛风患者的饮食

### 高尿酸血症和痛风患者的饮食原则

选用低嘌呤饮食,摄入量在每日 150mg 以内。

通常情况下按每 100g 食物中嘌呤含量的多少将食物分为三类,嘌呤含量<50mg 为低嘌呤含量食物,适合高尿酸血症患者食用;嘌呤含量在 50~150mg 之间的为中等嘌呤含量食物,为痛风急性发作期禁食用食物,缓解期可适量食用;嘌呤含量 >150mg 为高嘌呤含量食物,为高尿酸血症患者禁食用食物。

**嘌呤含量不同的食物**

| 嘌呤含量 | 食物名称 |
| --- | --- |
| 低嘌呤含量食物（每 100g 食物中嘌呤含量 <50mg） | 牛奶、脱脂奶、鸡蛋、皮蛋、鸭蛋、面条、米粉、通心粉、大米、糙米、糯米、玉米、小米、薏米、面粉、麦片、红薯、土豆、芋头、高粱、淀粉、荸荠、冬粉、树薯粉、燕麦、大豆、豆浆、猪血、猪皮、海参、海蜇皮、鳜鱼、冬瓜、南瓜、洋葱、番茄、葫芦、萝卜、胡萝卜、小黄瓜、酸菜类、腌菜类、葱头、蒜头、青葱、大葱、大蒜、姜、雪里蕻、榨菜、青椒、辣椒、芫荽、丝瓜、苦瓜、胡瓜、圆白菜、包心菜、白菜、芹菜、空心菜、菠菜、生菜、荠菜、芥菜、芥兰菜、韭黄、韭菜、韭菜花、苋菜、茄子、青蒿、蘑菇、鲍鱼菇、黑木耳、生竹笋、四季豆、油菜、皇帝豆、茼蒿菜、海藻、九层塔、苹果、西瓜、葡萄、梨、凤梨、菠萝、香蕉、桃子、枇杷、橙子、橘子、石榴、李子、杏子、杨桃、小番茄、木瓜、芒果、哈密瓜、番石榴、柠檬、莲蓬、黑枣、红枣、葡萄干、核桃、龙眼干、桂圆干、大樱桃、草莓、瓜子、杏仁、栗子、蜂蜜、米醋、糯米醋、果酱、番茄酱、粉丝、冬瓜糖、酱油、味精、枸杞、味噌、莲子 |

续表

| 嘌呤含量 | 食物名称 |
|---|---|
| 中嘌呤含量食物<br>（每 100g 食物中嘌呤含量 50~150mg） | 红豆、绿豆、黄豆、黑豆、米糠、豆腐、豆腐干、熏豆干、火腿、猪心、猪脑、猪肚、猪腰子、猪肉、瘦猪肉、鹿肉、牛肚、牛肉、兔肉、羊肉、鸽子、鸭肠、鸭肫、鸡心、鸡胸肉、鸡肫、金枪鱼、鱼丸、鲑鱼、鲈鱼、鲨鱼皮、螃蟹、乌贼、鳝鱼、鳕鱼、旗鱼、鱼翅、鲍鱼、鳗鱼、蚬子、大比目鱼、刀鱼、鲫鱼、鲤鱼、虾、草鱼、黑鲳鱼、红鲋、黑鳝、吞拿鱼、鱼子酱、笋干、花豆、菜豆、金针菇、海带、腰果、花生、干葵花籽、黑芝麻、白芝麻、银耳、白木 |
| 高嘌呤含量食物<br>（每 100g 食物中嘌呤含量 >150mg） | 鸭肉、猪肝、牛肝、马肉、猪大肠、猪小肠、猪脾、鸡肝、鸭肝、熏羊脾、小牛颈肉、海鳗、草虾、鲨鱼、虱目鱼、乌鱼、鲭鱼、四破鱼、吴郭鱼、白鲳鱼、鲳鱼、牡蛎、鱿鱼、生蚝、鲫鱼泥、三文鱼、吻仔鱼、蛙鱼、蛤蜊、沙丁鱼、秋刀鱼、皮刀鱼、凤尾鱼、鳊鱼干、青鱼、鲱鱼、干贝、白带鱼、带鱼、蚌蛤、熏鲱鱼、小鱼干、白带鱼皮、绿豆芽、黄豆芽、豆苗菜、香菇、芦笋、紫菜、鸡肉汤、肉汁、鸡精、麦芽、发芽豆类、酵母粉 |

限制能量摄入，能量摄入量根据病情而定，通常为 1 500~1 800kcal。

控制脂肪每日摄入在 50g 左右，蛋白质每日摄入量宜 40~65g，以植物蛋白为主，动物蛋白可选用牛奶、鸡蛋。

供给充足的 B 族维生素和维生素 C。多供给蔬菜、水果等碱性食物，蔬菜宜每日摄入 1 000g。

限制钠盐摄入，痛风患者易患高血压和高脂血症等，应限制钠盐，通常为每日 2~5g。

多喝水，食用含水分多的水果和食品，液体摄入量维持在每日 2 000ml 以上，最好能达到 3 000ml，以维持尿量，促进尿酸的排出；肾功能不全时宜适当限制水分的摄入。渴时暴饮会加重消化道、肾的负担，且不利于尿酸盐溶解。一次饮水量以不超过 200ml 为宜，分 2~3 次。

高尿酸血症和痛风患者饮水的最佳时间为两餐之间、晚上和清晨。不要在饭前半小时内，或饭后立即饮水，这样会冲淡胃液，影响食物的消化吸收。晚上指晚饭后 45 分钟至睡前，清晨是指起床后至早餐前半小时。我们每天睡眠的时间约占全天的 1/3，为了防止在这漫长的时间里发生尿液浓缩，痛风患者可以在睡前适量饮水。

禁食用强烈香料及调味品,如酒和辛辣调味品。

多吃碱性食物,因为碱性食物可以减低、平衡血液中的尿酸浓度,从而缓解痛风症状的发作。使尿液碱性化的食品主要为蔬菜和水果(包括酸味水果),特别是高钾低钠的碱性蔬菜。

常见的酸碱性食物

| 食物种类 | 食物 |
|---|---|
| 强碱性食物 | 葡萄、茶叶、海带等,尤其是天然绿藻和富含叶绿素的食物 |
| 弱碱性食物 | 红豆、萝卜、苹果、甘蓝菜、洋葱和豆腐 |
| 强酸性食物 | 蛋黄、乳酪、白糖做的点心,柿子、乌鱼子和柴鱼 |
| 中酸性食物 | 火腿、培根、鸡肉、猪肉、鳗鱼、牛肉、面包、小麦、奶油和马肉 |
| 弱酸性食物 | 白米、落花生、油炸豆腐、海苔、章鱼和泥鳅 |

## 高尿酸血症和痛风患者的饮食禁忌

### 忌减重过快

因痛风患者多伴有肥胖、高血压和糖尿病等,故应降低体重、限制能量。体重最好能低于理想体重的 10%~15%;每日推荐能量摄入量根据病情而定,通常为 1 500~1 800kcal。切忌减重过快,应循序渐进,否则减重过快会促进脂肪分解,诱发痛风急性发作。

### 忌酒精摄入

有研究显示,每天喝 2 听(约 700ml)以上啤酒者发生痛风的风险是不饮酒者的 2.5 倍;每天喝两杯以上酒精含量为 15g 的白酒者,患痛风的危险是不饮酒的 1.6 倍;饮含铅的威士忌可使痛风发病的危险性增加 3 倍。

高尿酸的患者需要控制酒精总摄入量,禁饮啤酒和白酒,可适量饮红酒。酒精可直接加快人体内尿酸生成的速度,使其产量增加;酒精可刺激人体内乳

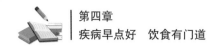

酸合成增加,而乳酸可抑制肾排泄尿酸的功能,容易引起泌尿系统结石。但适量饮用红酒可使血尿酸轻度下降,且红酒具有抗凝、抗氧化、促进血管扩张的作用,可减轻酒精对尿酸的影响。

## 高尿酸血症和痛风患者的适宜食物

**豆制品**　黄豆是防止冠状动脉粥样硬化性心脏病、高血压的理想保健食品,但它是高嘌呤食品,痛风患者不宜食用。不过,豆制品在加工过程中,所含的嘌呤会溶解于水而流失,所以痛风患者可以适量食用豆制品以及除黄豆以外的其他豆类。

**海鲜**　偶尔进食少量的海鲜类改善生活,对病情并无影响,不过不宜常吃海鲜,应严格禁忌过食或连续进食海鲜。不过并非所有海产品均为高嘌呤饮食,如海参、海蜇皮和海藻为低嘌呤食品,嘌呤含量很少,营养价值又较高,痛风患者可选择食用。

**饮料**　在没有合并糖尿病的情况下,痛风患者可以选择饮用。

果汁饮料:鲜榨果汁含一定维生素,特别是维生素 C,能够促进尿酸盐溶解,痛风患者可以饮用。要控制摄入含果糖的饮料,因果糖能增加腺嘌呤核苷酸分解,加速尿酸的生成。

瓶装水:尽量选择碱性矿泉水、富氢水,痛风患者无禁忌。

茶:痛风患者可以适量饮茶,但应避免饮用浓茶。因为浓茶刺激性较强,容易引起神经系统兴奋,导致痛风急性发作。正确的饮茶方式是饮用淡茶,在餐后 1 小时开始饮用。饮水或饮茶的间隔时间以 3 小时为宜。

咖啡:研究证实,饮用咖啡可降低血尿酸含量,这可能与咖啡能抑制黄嘌呤氧化酶,使血尿酸合成降低有关。

## 小提醒

**高尿酸血症和痛风患者应选择的烹调方式**

痛风患者宜采用煮、蒸、炖、烤、烩、熬等烹调方式，因为嘌呤为水溶性物质，高温下更容易溶于水，这几种烹饪方式可以使食物中的嘌呤大部分溶解于汤里，从而减少了食物中嘌呤的含量，痛风患者可以弃汤后食用。再者这几种方法比油煎、油炸等方法用油少，减少了脂肪的摄入，从而减少了尿酸的形成。

（储丹凤）

# 糖尿病患者的饮食

饮食是糖尿病患者日常自我护理的一件大事。糖尿病患者要学会合理饮食，这样既有利于血糖控制，又能提供身体所需要的能量和营养，同时维持理想的体重、血糖、血压，提高生活质量。

## 糖尿病患者饮食治疗的原则

### 控制总热量摄入

摄入的热量能够维持正常或略低于理想体重为宜。肥胖者必须控制热量摄入。

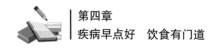

摄入适量碳水化合物

目前主张不要过严地控制碳水化合物,每日进食量可在250~300g,肥胖患者碳水化合物摄入量应在150~200g,每天碳水化合物摄入量不应低于130g。谷类是日常生活中热能的主要来源,每50g的米或白面供给碳水化合物约38g。莜麦、燕麦片、荞麦面、玉米渣、绿豆、海带等均有降低血糖的功能。

控制脂肪胆固醇的摄入

脂肪占全日总能量摄入不宜超过总能量的30%。应限制饱和脂肪酸含量高的食油摄入,如牛油、羊油、猪油等,可用植物油如豆油、花生油、芝麻油、菜籽油等替代,但椰子油除外。花生、核桃、榛子、松子仁等脂肪含量也不低,要适当控制摄入。鸡蛋含胆固醇也很丰富,应每日吃一个或隔日吃一个为宜。每日胆固醇的摄入量应少于300mg。

食材的烹饪方法也是比较有讲究的,一般推荐用清蒸、清炖、清炒的烹饪方法,少用煎、烤、油炸的方法,这样可以大大减少油脂的摄入,还能减少食物的营养流失。坚果类食物脂肪含量高,应少食用。

控制蛋白质摄入

糖尿病肾病患者应避免高蛋白饮食,严格控制蛋白质每日摄入量,不超过总热量的15%。因植物性蛋白不易被吸收,而且会增加肾脏负担,因此糖尿病肾病患者应以动物性蛋白为主,以易消化的鱼类、瘦肉为佳。

供给充足的膳食纤维

膳食纤维能够降低空腹血糖、餐后血糖以及改善糖耐量。膳食中应吃一些蔬菜、麦麸、豆及整谷。燕麦的可溶性纤维可以增加胰岛素的敏感性,降低餐后血糖急剧升高,而机体只需分泌较少的胰岛素就能维持代谢。糖尿病患者每日可摄入膳食纤维20~30g。

维生素、矿物质

糖尿病患者可多吃含糖量低的新鲜蔬菜,能生吃的尽量生吃,以保证维生素C的充分吸收。对于无高胆固醇血症的患者,可适当进食动物肝脏或蛋类,以保证维生素 A 的供应。糖尿病患者应尽量从天然食品中补充钙、硒、铜、铁、锌等矿物质以及维生素 B、维生素 E、维生素 C、β- 胡萝卜素等维生素。

## 糖尿病患者如何科学地饮食

### 主、副食搭配合理

糖尿病患者饮食宜清淡，尤其是还有肾病的患者，日常饮食更要注意少食钠盐。饮食温度要适中，太烫或者太寒凉的饮食都会引起不良反应。主食应当采取粗细搭配的方式，一般情况下一天宜吃一两顿细粮，或者干脆是粗细一起搭配吃。单纯只吃粗粮或只吃细粮都不是正确的选择。副食方面要做到荤素合理，肉、蛋、奶宜适量，一般每天食用 100~150g 肉类即可，以鱼肉为优选，其次可选用鸡肉、鸭肉、牛肉、羊肉，同时每天可饮用鲜奶 250ml。

### 合理选择水果

糖尿病膳食指南明确指出，水果适量，种类、颜色要多样。糖尿病患者可以吃水果，前提是总的膳食热量不超标，注意血糖的控制、时间的选择。

吃水果时间宜选择在两餐之间，即餐后 2 小时至下一餐 1 小时之前，不能大量、空腹、餐后吃水果；

若吃水果，可减少前一餐主食 25g，在两餐间食用 200g 苹果、猕猴桃、桃子、西柚等。

**小提醒**

**爱吃甜食的人不一定容易得糖尿病**

甜食和糖尿病的发生没有直接关系。但是长期大量摄入高碳水化合物会导致热量过剩，出现肥胖，肥胖可导致胰岛素抵抗和高胰岛素血症，最终引起胰岛素相对缺乏，从而使血糖升高，所以要控制甜食的摄入。

**建议糖尿病患者出门时随身带上巧克力或糖块**

糖尿病患者由于饮食不规律、胰岛素注射过多、胰岛素强化治疗、运动量过大、用药与进餐时间差错等诸多原因,容易发生低血糖现象,出现心慌、手抖、出虚汗、乏力、饥饿感、头晕、双手颤抖、视物模糊等症状,严重者可出现神志不清甚至昏迷。所以当糖尿病患者出门时,应随身携带糖果或其他小食品,如出现低血糖症状时,立即进食,使低血糖症状得以缓解。

**粗粮吃太多,并不是多多益善**

虽然吃粗粮有很多好处,但并不是多多益善,粗粮升血糖的能力比较弱,但是粗粮所含的能量却和细粮是一样的,只是说升血糖的速度会慢,幅度会小,如果吃粗粮的量比较大的话,可能会带来总热量的升高,就会把血糖带起来,上升的幅度仍然会较高。所以粗粮也不能多吃。因此,糖尿病患者选择主食应做到粗细搭配合理,每天主食中有1/3~1/2的粗粮就可以了。

**糖尿病患者应该怎么喝粥**

糖尿病患者喝粥后血糖会迅速升高,粥熬得时间越长,越黏稠,食用后血糖升高得速度越快。如果既要喝粥又不引起血糖迅速升高,可以把大米、豆类等用水泡后短时间熬成粥食用。可以往粥里加一些杂粮,既能延缓升糖速度,营养价值也比白粥高。比如黑米、紫米、燕麦等谷类,红小豆、芸豆、干扁豆等杂豆,莲子、薏米等植物种子,北芪、生姜、淮山、茨实等药材也适合一起煮粥。

**无糖食品并不是真的无糖**

无糖食物实际上是未添加蔗糖的食物,而食物中原有的糖分依然存在。因此,糖尿病患者不能仅仅看到"无糖"二字就认为是不含糖类的食品,可以多吃。长时间食用,对体重、血糖的控制均会带来消极作用。建议食用无糖食品的同时应选择低脂食品,食用量应得到严格控制。

### 这些甜味食品可以适度吃

在日常生活中，最常见的增加甜味的食用糖为蔗糖，但是它会使血糖升高。低热量甜味剂（或功能性甜味剂）不仅能满足人们对于甜味的特殊需求，而且还不会使糖尿病患者产生高血糖现象，是一类安全的、健康的甜味剂。这些低热量甜味剂往往在消化道内不被吸收，或不产生葡萄糖，所以不会引起血糖升高，对糖尿病患者来说是安全的。

这些甜味剂主要有木糖醇、麦芽糖醇、果糖。合成甜味剂如阿斯巴甜、安赛蜜、甜味素、糖精钠、三氯蔗糖等，是另一类功能性甜味剂。合成甜味剂在世界上许多国家被批准使用，其安全性得到充分肯定，在我国也被批准使用。目前，使用低热量甜味剂制作无糖食品已经比较普遍，市场上各种各样的无糖食品琳琅满目，的确为糖尿病患者的生活带来了极大的方便。如果糖尿病患者掌握了以上各种糖的特点，就可以准确区分哪些无糖食品是适合自己食用的了。

（付　立）

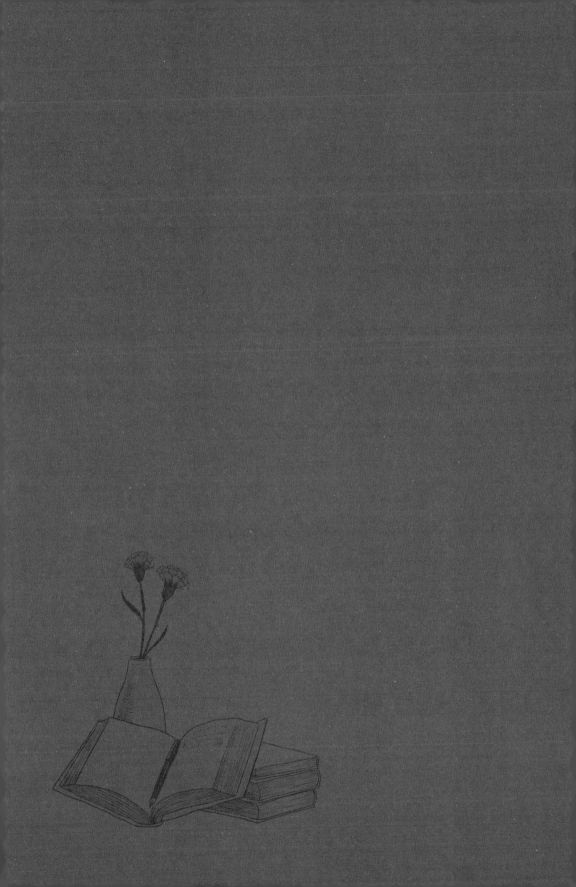

# 第五章 防治心血管疾病,你还要做对这些

患心血管疾病的人越来越多,这种疾病轻则致残,重则要命。心血管疾病多是因为常年不健康的生活方式导致的。防治心血管疾病,不要等到有问题的时候再进行治疗。那么什么样的生活方式和生活状态可以让你能够预防心血管疾病的发生呢?

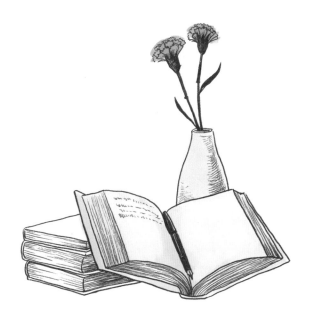

# 会运动，

# 才会健康

"久坐"已成为不少人的生活状态，而且经常是从上班坐到下班。"久坐"看似舒适，实则坐以待"病"，增加发生心血管病的风险。那么，你知道如何进行科学、规律地健身吗？

运动分为有氧运动和无氧运动。有氧运动是指锻炼者在充分的氧气供应下所进行的运动，有氧运动种类繁多，常见的有太极、瑜伽、健身操、游泳、骑自行车、慢跑等。无氧运动则是相对有氧运动而言的，无氧运动是指锻炼者在缺氧状态下进行的活动，无氧运动主要为一些速度要求快、需要瞬间爆发力的剧烈运动，例如举重、百米冲刺、摔跤、短跑等，一般为竞技性的。目前各种健身房盛行，运动项目应根据自身特性合理选择，勿盲目跟风，以防导致身体损伤。

**有氧运动小推荐**

临床实践证明，各种类型的运动均可以改善心血管疾病患者的病情，但以有氧代谢运动效果最佳。以下将介绍几种常见、简易的运动方式。

散步：散步简便易行，老少皆宜。经常散步能使心排血量增加，血流加快，可增强心脏功能，预防动脉硬化。

慢跑：慢跑是项深受欢迎的健身运动，有很多人喜欢"晨跑"或"夜跑"。慢跑能使足底受力均匀，地面对足底反复刺激和摩擦，也是一种自我按摩。长期坚持慢跑，放松肌肉和关节，可促进血液循环，提高心肺功能。

太极拳：太极拳不仅可有效增强心血管功能，提高身体的协同性和人体的平衡能力，起到修身养性的作用，长时间锻炼，还可以培养持之以恒的精神和良好的心境。

广场舞：现在深受广大群众喜欢的广场舞文化，普及性极强、难度低、娱乐的同时还能增进健康。

由于不同的运动方式有不同的健身效果，为了弥补单一方式运动所带来的某些运动缺陷，可以选择多种有氧运动方式相互配合、全面练习的方式进行锻炼。

## 运动前，热身不可怠慢

热身运动，即运动前的准备活动，可避免运动时发生损伤。很多人由于忽略准备活动或准备活动不充分，没有给机体进入"工作"状态的"预告"，未进行身体柔韧性和协调性的考量而造成运动性损伤。

在运动前，可尝试根据自身情况制定一套适合自己的热身运动，进行简单的舒展运动，让身体有个适应过程。另外，热身有"度"，幅度和强度均不宜过大，一般来说，身体微微出汗即可结束热身，切忌因热身引起疲劳，影响接下来的锻炼。

## 运动时间选择要合适

### 饭前、饭后不运动

血糖是大脑的直接能源物质，血糖浓度过低，大脑会因为缺少能量而发出疲劳的信号，一般饭前血糖偏低，加之运动也需要消耗很多的能量，人就会觉得头晕乏力，甚至发生低血糖性休克。另外，空腹运动还会加重心脏负担，严重时可导致心律失常的发生，引发猝死事件。

饭后，消化器官（胃、肠）里装满了食物，胃肠需要不停地蠕动及分泌胃液、肠液以便食物的消化吸收。胃肠的这些活动需要比较多的血液流入消化系统，若此时运动，骨骼肌就会"抢走"血液，造成消化道血流量相对减少，势必会影响食物的消化吸收，长此下去，还会造成胃病。同时，胃肠内因有食物胀得鼓鼓的，往下坠，饭后立即运动，易发生腹痛，还会有"胃下垂"的风险。建议应在饭后 1~1.5 小时再进行运动。

# 运动中,监测心率是关键

## 谨慎运动防猝死

一些人认为运动性猝死只会发生于从事高强度运动的运动员身上,其实,运动性猝死并非简单的运动过量,而是在运动过程中,某些因素诱发了藏在他们身体内的"真凶",有些人本身有高血压、心脏病等疾患,运动时又未引起足够的重视,忽略身体拉响的"警报",例如将心慌气促当成运动的正常反应,从而导致致死性事件的发生。

运动既然有"猝死"风险,那我还要不要运动呢? 答案是肯定的,要运动。不运动,可能患心脑血管疾病的概率更大。但运动前,一定要对自己身体进行合理评估。近期身体有不适、睡眠不足者,都不应该强迫自己去健身。

## 运动,量"率"而行

首先记住自己在安静时的脉搏数,可以在颈部颈动脉、腕部桡动脉或直接在胸部摸到心跳,计时 1 分钟,可以先数 15 秒,再乘 4,这样就可以知道自己安静时的心率。安静状态下,心率正常值为 60~100 次/分。如果条件允许,戴心率表当然更合适。

### 最大运动心率的计算

了解运动时最大心率,限制锻炼强度。可以根据下面的方法来计算:

男性运动时最大心率 =220- 年龄

女性运动时最大心率 =225- 年龄

举例:王叔叔 50 岁,运动时最大心率 =220-50=170 次/分

结果:王叔叔应在运动时控制运动量及运动强度,保证运动时心率在 170 次 / 分以下。

### 有氧运动心率的计算

一般人进行有氧运动的心率应控制在自身最大心率的 60%~75% 较为合适。由于每个人的健康状态和体质不同,健身运动的有氧心率范围也应该因人而异、因时而异。目标心率是运动中获得最佳效果并能确保安全的运动心率,有氧运动目标心率 =(最大心率 – 安静时心率)× (0.6~0.8) + 安静时心率,

对于一般儿童、中老年人应采用最低运动心率：目标心率 =0.5×（最大心率 – 安静时心率）+ 安静时心率。

举例：王叔叔 40 岁，安静时心率为 80 次/分。

计算：最大心率 =220– 年龄 =220–40=180 次/分；

有氧运动目标心率 =（180–80）×0.6+80=140 次/分；（180–80）×0.8+80=160 次/分。

结果：王叔叔有氧运动目标心率为 140~160 次/分。

在实施中一定要根据具体情况灵活运用，以保证安全。

## 健康运动，动之有"道"

运动中出现不适及时停止　运动中警惕身体出现的异常症状，一旦有胸闷、胸痛、极度疲乏等感觉，应立即停止运动，进行休息调整，必要时还应求助于医生，找出不适根源。

运动后"拉拉筋"　运动后适当做拉伸运动可以有效避免运动性疲劳的发生。结束健身运动之后，很多人都会有小腿酸胀感，这是由于乳酸堆积引起的局部肌肉酸痛。运动后"拉筋"伸展，不仅有助于肌肉放松，还能提升肌肉组织的张力与弹性，避免形成小腿肌。

## 夏、冬运动有原则

夏季健康锻炼，你应该做到这些：锻炼应选择室内或室外阴凉通风处，切勿追求"日光浴""美黑"，与太阳"面对面"；室外锻炼时应做好防晒、防暑措施，戴遮阳帽，涂防晒霜，必要时穿防晒衣遮住暴露的皮肤，以防晒伤；天气炎热，运动出汗较多，容易脱水，不要等到口干舌燥时才觉得需要喝水，应在运动过程中适时、适量补水；运动中若出现中暑症状，应立即停止运动，求助同伴，并积极降温，及时就医。

冬天天气寒冷，可以选择阳光好的日子锻炼。冬季健康锻炼，你应该做到这些：穿着舒适保暖，建议戴帽子、围巾，注意防寒；雨雪过后，地面结冰时最好不要运动，注意防滑；运动后出汗不能随便减少穿着的衣物，以防感冒。

不管夏季运动还是冬季运动,你都应该谨记"速度宜慢不宜快,幅度宜缓不宜猛,强度宜小不宜大,时间宜短不宜长"的锻炼原则,以达到健康目标。

##  各种心脏血管疾病患者运动时注意事项

### 运动是把双刃剑——高血压

运动一向被人们认为是防治高血压非常重要的有效手段。长期运动可降低高血压的一些危险因素,如降低血脂、血液黏稠度、体重等。同时还可以清除血液中的胆固醇等物质,使血管保持应有的弹性,有效延缓和治疗动脉硬化,防止高血压加重。但运动实际上是一把"双刃剑",如果运动过量或者运动方式不正确,则会导致血压升高,还会对心脏、关节等造成影响,甚至可危及生命。那么,高血压患者究竟应该如何运动呢?

高血压患者一般宜选择节奏慢,速度变化及动作幅度不是太大的运动项目,如步行、慢跑、游泳、太极拳、医疗体操等。

**血压在 140~179/90~109mmHg 不合并其他疾病的高血压患者**

适当运动,心率宜控制在 102~125 次/分或者运动后心率增加不超过运动前的 50%。一般要求每次运动持续 45~60 分钟,其中包括 15~20 分钟热身活动,运动结束要有 5~10 分钟整理活动,活动由快变慢,逐渐停止。运动频次一般为每周三次或四次。且要坚持长期运动,持之以恒。

**血压在 160~179/100~109mmHg 合并有心室肥厚、蛋白尿、肾功能不全的高血压患者**

运动一定要量力而行,根据自我感觉来控制自己的活动强度。最初开始运动时先进行舒缓的运动,如打太极拳、慢走、做健身操等。适应后逐渐加大运动量。以自身感觉来控制,如有任何不适,应立即停止运动,适当休息。

**血压大于或等于 180/110mmHg 或伴有不稳定型心绞痛、主动脉瓣狭窄、心动过速等疾病的高血压患者**

不适宜运动,应该好好休息。待血压和病情平稳后,才考虑适当进行体育锻炼。可先在床边坐坐,如无任何不适,再在室内适当走动,然后根据病情逐渐增加活动量,且运动时,必须有家属陪伴左右。

绝对静坐是害——急性心肌梗死

心肌梗死患者日常运动过程中应该注意以下四大阶段。

**急性期阶段的运动**

运动一般在急性心肌梗死后 2~3 周开始。此时期若活动不当易诱发各种更严重心脏疾病。因此，对于状态良好的患者，可在家人的帮助和监护下，进行轻微的日常自理活动或脚踩缝纫机活动。这一阶段可持续 1~2 周。

**恢复早期阶段的运动**

发生心肌梗死后的 4~8 周，当患者情况进一步好转后，其康复活动量可适当增加。开始可自主在床边坐坐，逐渐过渡短距离的行走、上下 1~3 级台阶。这一阶段可持续 3~4 周。

**恢复后期阶段的运动**

发生心肌梗死 9 周以后，可进行骑自行车、划船、爬楼梯等强度适中的有氧运动。随着体能进一步恢复，可逐渐增加运动的距离和次数，为逐渐完全恢复日常生活及工作能力做准备。

**康复阶段的运动**

发生心肌梗死 6~8 个月后，体能基本恢复，在家人和医生的监护下，逐渐增加运动量。但需要注意以下几点：

**掌握好运动量**

一般所指合适的运动量为有轻微的出汗，呼吸次数稍有增加，有轻微劳累感但并无不舒适感。

**运动前要热身，运动后要放松**

运动前要做充分的热身活动如举举臂、伸伸腿和胳膊、扭扭腰等，一般控制在 10 分钟左右。运动结束也要有 5~10 分钟的放松活动，逐渐减慢，使身体逐渐回到日常平静状态。

**运动量要循序渐进**

刚开始运动，可以只运动 20~30 分钟，以后逐渐增至 45~60 分钟。其中准备活动和结束缓解阶段各需 5~10 分钟，运动时间 20~30 分钟。体质较弱者，刚开始运动时，可把一次运动量分几次完成。运动结束后，如果感到十分疲劳或出现关节痛、小腿疼痛等，说明活动量过大，下次应适当减少运动量。

**运动方式和方法**

要根据病情轻重、体质强弱、年龄大小、个人爱好等条件,与医生共同商量,选择能够长期坚持的项目。最好是步行、慢跑、打太极拳、练气功、骑自行车等简单且容易执行的运动项目。

心肌梗死患者如果运动不当出现运动时或运动后持续剧烈胸痛,伴大汗淋漓、恶心呕吐、头晕、面色苍白等,这时应立即停止运动,及时就医。

**我需要坐着静静——急性心力衰竭**

进行适量运动对心力衰竭患者来说是安全而有益的。心力衰竭的患者活动应从小量开始,一次 20~30 分钟,宜在饭后 2~3 小时或饭前 1 小时进行。

若患者在运动中出现过度疲劳、胸闷、喘不上气、心前区疼痛、头痛、恶心、面色苍白等症状时,该患者可能是急性心力衰竭或者慢性心力衰竭急性发作,表示心脏无法承受此运动,应立即停止运动,让患者坐位或者"斜坡姿"卧位,减低心脏的负担,吸吸氧气,必要时需要使用常备药物来缓解症状。

**让偏瘫的肢体动起来——脑血栓**

脑血栓患者要注意根据自己的实际情况,制定一套适合自己的康复方法,主要分为以下三个阶段:

**恢复早期阶段的运动——按摩与被动运动为主**

对于早期卧床不起的患者,家属可以帮忙对偏瘫肢体进行按摩,预防肌肉萎缩,同时还可以帮助患者伸伸胳膊和腿,弯弯手指,避免全身关节僵硬。对于稍微可以活动患者,鼓励其自己活动。

**恢复中期阶段的运动——逐渐开始走路并做上肢锻炼**

此阶段的偏瘫患者肢体逐渐可以活动,此时肢体锻炼除了坚持第一阶段的方法外,可在家属陪护下,尝试扶物站立。如无任何不适,练习原地踏步,轮流抬两腿。逐渐过渡到扶着床沿、桌沿等向左右移动。锻炼时,要注意活动量逐渐增加,不可操之过急,以不感到过度疲劳为宜。同时还要练习双上肢平举、抬高等运动。

**恢复后期阶段的运动——逐渐恢复日常生活能力**

在自己能走后,尽量将腿抬高,可进行如上下楼梯等活动。并且逐渐增加活动距离及活动时间。对于上肢的锻炼，主要是训练双手的灵活性和协调性，如梳头、洗脸、解纽扣等，逐渐恢复到日常生活能够自理。

### 偏瘫肢体摆放要求

患者除进行康复训练外，其余时间均应保持偏瘫肢体的良肢位。良肢位就是抗痉挛的良好体位，平卧位和患侧卧位时，应使肘关节伸展，腕关节背屈；健侧卧位时肩关节屈曲约90°，肘关节伸展，手握一毛巾卷，保持腕关节的背屈。良肢位可改善静脉回流，减轻手部的肿胀。

## 肚里有"炸弹"时可以运动吗——腹主动脉瘤

腹主动脉瘤就像肚子里的"炸弹"，如果运动不当，引起血压升高，"炸弹"随时有爆炸的可能。

### 腹主动脉瘤患者在术前运动要求

患有腹主动脉瘤的患者不宜进行长跑、快速深蹲、屏气等运动，容易导致动脉瘤的破裂。但对于能否下地行走，要根据患者不同的情况而定，具体需要咨询血管外科医生。如果动脉瘤比较大，濒临破裂，压迫其他器官或者患者有腹部疼痛等症状，建议卧床休息为主，床上行足部的伸屈环转运动。如果动脉瘤经过医生的评估，没有近期破裂的风险，在行手术治疗前，患者是可以下床行走的。

### 腹主动脉瘤患者术后可否恢复正常运动

腹主动脉瘤术后的患者鼓励其进行一些轻缓的运动，如步行、慢跑、爬楼梯、骑车等。因为腹主动脉瘤最常见的病因就是血管硬化，运动可以帮助延缓动脉硬化，促进血管弹性恢复。但是需要注意的是运动要适量，避免剧烈活动、劳累、突然下蹲、用力打喷嚏等动作，防止摔伤、磕碰等。

## 让适当的运动来挽救"瘫痪"的腿部交通——下肢动脉硬化闭塞症

对于下肢动脉硬化闭塞症患者，如果还没有出现腿部或脚部的皮肤坏死或安静状态下脚痛的表现，我们要鼓励患者每日进行适当的腿部运动。适当的运动可以促进一些小血管生成，同时可以运送一部分血流至下肢，减轻腿和脚部的缺血症状，缓解"瘫痪的交通"。

对于脚发麻或者行走一段距离后才出现疼痛的患者，建议可以进行步行、慢跑、骑自行车等运动。运动强度及时间依据每个人的具体情况而定。如感到脚麻、脚痛，可试着往前走两步再停下来休息。当然，这类患者还可以进行 Buerger 运动，运动方法如下：

患者平卧，双下肢抬高 45°，维持 1~3 分钟，足部皮肤出现苍白；

然后双足下垂于床边，同时双足像踩缝纫机一样进行伸屈环转运动，直至足部皮肤发红或发紫，大概需要 3 分钟；

双下肢平放休息 3 分钟；

如此反复 3 次，以促进侧支循环的建立。

对于脚痛或者脚已经坏死的患者，这类患者建议卧床休息，在床上进行脚的伸屈环转运动。如疼痛剧烈，停止活动，将脚下垂于床边，疼痛可以有所减轻。

### 双脚抬高有益处——下肢浅静脉曲张

避免久站、久坐，抬高双腿，促进血液循环是静脉曲张患者重要的预防和治疗措施。对于久坐者需 45 分钟起来活动一次，对于久站者需要 45 分钟左右坐下或躺下休息 10 分钟左右。对于合并腿肿的静脉曲张患者，建议每天睡觉时，用软枕抬高双脚，高于心脏 20~30cm，促进静脉血液回流至心脏，减轻腿部肿胀。

### 做脚踩缝纫机的动作很重要——下肢深静脉血栓形成

下肢深静脉血栓形成就是指血流在静脉里发生凝结，堵塞静脉血回流到心脏，从而引起腿肿、腿疼等症状，如果运动或操作不当，引起血栓脱落，堵塞肺部血管，肺不能正常扩张，患者会出现呼吸困难，甚至死亡。

#### 何种运动可预防下肢深静脉血栓形成

对于年老长期卧床、癌症或大手术术后、骨折等不能下床运动的患者，建议在床上多做脚踩缝纫机的动作。因为下肢的运动可以促进腿部血液循环，防止血液凝结，从而防止深静脉血栓形成。

#### 下肢深静脉血栓形成后如何运动

下肢深静脉血栓形成的患者发病 2 周内，需要绝对卧床休息，必须在床上大小便、床上吃饭等，不可下床走动。卧床时可以抬高肿胀的下肢，一般要高于心脏 20~30cm,同时可以做脚踩缝纫机的动作,但是需要注意避免剧烈翻身、热敷及按摩挤压肿胀肢体,防止血栓脱落,堵塞肺部动脉,引起呼吸困难等症状。发病超过 2 周后,可在室内进行轻体力活动。

**运动是不可忽视的治疗方式——糖尿病**

### 糖尿病患者运动强度、频率、时间要求

一般来说,糖尿病患者所选择的运动强度应是最大运动强度的 60%~70%。通常用心率(每分钟心跳次数)来衡量运动强度。最大运动强度的心率(次/分钟)=200– 年龄。糖尿病患者的运动强度应保持心率(次/分钟)＝(200– 年龄)×（60%~70%）。简单计算法为:运动时保持心率(次/分钟)=170– 年龄。

糖尿病患者每周应坚持 3~5 次中低强度的运动。运动锻炼不应该间断,若运动间歇超过 3 天,效果将减弱,难以产生疗效。运动时间一般在早晨或傍晚,餐后 0.5~1 小时运动较合适。早餐后是一天中运动的最佳时间,因为这时血糖可能是一天中最高的时间,选择这一段时间运动,很少会出现低血糖反应。与此相反,如果在晚间进行锻炼,则容易发生低血糖。

在正式运动前应先进行热身运动 5~10 分钟,如散步等,让各器官为运动强度逐渐增加做好准备。然后在达到运动强度后应坚持 20~30 分钟,这样才能起到降低血糖作用。运动结束前再做 5~10 分钟的恢复整理运动,并逐渐使心率降至运动前水平,而不要突然停止运动。

### 糖尿病患者的运动方式选择

建议糖尿病患者多进行如慢跑、游泳、骑车等强度低、持续时间长、有节奏的运动。不建议其进行快跑、举重等运动,因为短时间、高强度的运动,氧气供应不足,使乳酸生成增加,可以导致喘气急促、肌肉酸痛等。

### 运动时的注意事项

糖尿病患者运动时应随身携带糖果,如果运动中出现乏力、头晕、心慌、胸闷、憋气、出虚汗以及腿痛等不适时,应立即停止运动,原地休息并进食一些糖果,若休息后仍不能缓解,应及时到附近医院就诊。外出活动时要告诉家人活动地点和时间,最好随身携带糖尿病卡,注明姓名、年龄、住址、家人电话以及目前所用的胰岛素或降糖药,写明出现意外时他人应如何帮助处理。

怎样运动才能"痛快"——高尿酸血症与痛风

高尿酸血症与痛风患者应该选择有氧运动。运动的最佳时间是在中午至晚餐前这一段时间。如果在很长时间内极少运动或根本不运动时,刚开始锻炼时,可以每次锻炼 5 分钟,每天多进行几次,累计时间至少为 30 分钟。以后可将每次连续的运动时间逐渐增加至 20~60 分钟,每周锻炼 3~5 次。20~60 分钟的运动时间并不包括锻炼前的热身活动和锻炼后的整理活动。建议运动时心率达 110~120 次/分及少量出汗为宜。

**运动时的注意事项**

应遵循循序渐进的原则,活动量、活动时间应逐渐增加。切不可过度,超量的锻炼和体力活动会使体内乳酸增加,而妨碍尿酸排泄,使血尿酸升高,诱发痛风性关节炎发作。当痛风急性发作时应立即停止一切锻炼活动,直到完全恢复后才可以重新开始,否则会加重病情。未控制的急性发作痛风患者建议卧床休息,不可进行运动。

(植艳茹　王金萍)

# 远离肥胖,

# 就是靠近健康

"肥胖不是病,胖起来真要命"。

肥胖持续时间越长,尤其是女性,发生高血压的危险性就越大。此外,越肥胖,糖尿病发病率越高。肥胖易造成血脂异常,而血脂异常又是高血压、冠心病、动脉粥样硬化等心血管疾病的重要危险因素。

## 体重正常范围

标准体重

标准体重(kg)=[身高(cm)−100]×0.9

判断标准:实际体重超过标准体重 20% 即可诊断为肥胖症。

肥胖分度

| 肥胖程度 | 体重 |
|---|---|
| 轻度肥胖 | 超过标准体重 20%~30% |
| 中度肥胖 | 超过标准体重 30%~50% |
| 重度肥胖 | 超过标准体重 >50% |

如:小张,男,身高 180cm,标准体重应该是(180−100)×0.9=72kg,若实际体重为 86.4~93.6kg 是轻度肥胖,实际体重为 93.6~108kg 是中度肥胖,实际体重 >108kg 是重度肥胖。

教你认识身体质量指数

身体质量指数(body mass index,BMI),又称体重指数,是目前国际上常用的衡量人体胖瘦程度以及是否健康的一个标准。

$$BMI(kg/m^2)=体重(kg)/身高^2(m^2)$$

成人 BMI

| BMI 分类 | WHO 标准 | 亚洲标准 | 中国参考标准 | 相关疾病发病的危险性 |
|---|---|---|---|---|
| 体重过低 | <18.5 | <18.5 | <18.5 | 低(但与消瘦相关的疾病危险性增加) |
| 正常范围 | 18.5~24.9 | 18.5~22.9 | 18.5~23.9 | 平均水平 |
| 超重 | 25.0 | ≥ 23.0 | ≥ 24.0 | 增加 |
| 肥胖前期 | 25.0~29.9 | 23.0~24.9 | 24.0~27.9 | 增加 |
| Ⅰ度肥胖 | 30.0~34.9 | 25.0~29.9 | 28.0~29.9 | 中度增加 |
| Ⅱ度肥胖 | 35.0~39.9 | ≥ 30.0 | ≥ 30.0 | 严重增加 |
| Ⅲ度肥胖 | ≥ 40.0 | ≥ 40.0 | ≥ 40.0 | 非常严重增加 |

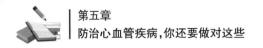

如此一来,您可以轻松地计算出自己的体重处在哪一范围,是不是该减肥了。

##  减肥过程中要警惕这些

### 呕吐减肥、节食减肥

这种减肥方式往往导致两种结果:一是饥饿难耐,坚持不下去而恢复正常量的饮食,达不到减肥的目的,甚至暴饮暴食,食欲比以前还好,就会再次发胖;二是持续下去极易演变为神经性厌食症,对身心有巨大伤害。由于过度节食造成营养失调,会出现全身无力、注意力不集中、皮肤干燥、心慌、易怒、出虚汗、停经的现象。如果如此重复以上过程,就会对身体造成损害。

### 沾沾自喜

"我已经减了 5kg 了,可以跟朋友开怀畅饮来庆祝一下了。"马上停止这种想法!朋友,如果你减肥已经小有成效,减掉了 5kg,可不要因此而放松警惕,没准儿下回见面你又变成了从前那个"胖子"。如果瘦下来,最好的庆祝方式就是赶快买一条尺码小一点儿的裤子。

### 拿对别人有效的减肥食谱自己来用

每个人的体质不一样,对食物的吸收程度也不一样,因此对别人有用的减肥食谱对你不一定有用,所以总是按照别人的食谱来吃饭,没有效果甚至越减越肥也是正常的。

### 可实现局部减肥

局部运动只能锻炼强化该部分的肌肉,而不能使该部分的皮下脂肪减少。脂肪的消耗是全身性的,"练哪瘦哪"是健身领域的一个谣言,只是大众的一厢情愿,要想局部减肥,大概只能去美容医院了。

### 每次坚持 30 分钟慢跑可减肥

很多人相信每天慢跑 30 分钟可以减肥,只要坚持就能胜利,但最后的减肥效果却几乎没有。其实每天只要再坚持一下,使运动时间超过 40 分钟,就可以逐渐达到减肥的目的。这是因为运动时间超过 40 分钟后,脂肪才开始被消耗,随着运动时间的延长,脂肪供能的量甚至可达总消耗量的 85%。而短于 40 分钟的运动,只能达到有氧锻炼的目的。

*会胖的人,喝水也会胖*

水分没有热量,喝水是不会发胖的。"会胖的人,喝水也会胖"只能当作一句自我调侃的话。刚喝完水的一两个小时内,体重可能的确会有增加,但是大量地补充水分,可以稀释血液,起到促进细胞新陈代谢,预防心血管疾病的作用。所以在减肥的过程中,千万不要拒绝喝水。

## 正确的减肥原则是什么

管住嘴 + 迈开腿 + 持之以恒 = 体重下降

*减肥小窍门*

每天坚持吃早饭。经过一夜的睡眠之后,早上人体的血糖偏低,早餐可以给予我们能量的补充,提供一天活动所需的 1/4 能量,还可以预防胆结石的发生。另外,每天坚持吃早饭可以避免中午太饿而进食量过多。

减少高糖、高脂食物的摄入。这类的食物会增加人体的热量和脂肪,增加体重。

爬楼梯代替乘电梯。爬楼梯时,可以尝试每次迈两个台阶,会使你的腿部及臀部肌肉得以拉伸,还能使身体释放内啡肽,令人变得情绪高涨。需要注意的是,如果身体条件不允许,可以选择其他的减肥方式。

积极做家务。做家务也是一种运动,而且是一种生活化的运动方式。研究表明,拖地板、擦玻璃等家务劳动的运动效果并不亚于在健身房的运动效果。

## 推荐的减肥运动有哪些

慢跑:慢跑属于有氧运动。慢跑动作简单,运动量也容易调整。慢跑时间超过 40 分钟之后,脂肪开始供能,意味着减肥正式开始。

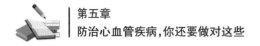

跳绳:是一项不受天气限制,只需要一根绳子就能在短时间内消耗大量热量的有氧运动。有测试显示,持续跳绳 10 分钟,运动效果与慢跑 30 分钟是一样的。

瑜伽:瑜伽不仅可以修身养性,还能提高新陈代谢,促进血液循环,燃烧脂肪,从而改变人体内脂肪和肌肉的比例。

跳舞:跳舞是一种有节奏的全身运动,能够促进血液循环、延缓衰老,使身体的每一个部位都得到锻炼,达到瘦腰、瘦大腿的目的。

(李 蓉)

# 睡个好觉,

# 有个好身体

研究发现,有心脏病史的患者中有近 2/3 的人也存在着睡眠障碍。没有睡眠就没有健康,为了提高全民对睡眠重要性的认识,国际精神卫生和神经科学基金会将每年的 3 月 21 日定为"世界睡眠日"。睡眠好除了可以消除疲劳,还与提高免疫力有着密切关系。那么,如何保证良好的睡眠,从而有效预防心血管疾病的发生呢?

## 关于睡眠,你应该了解这些

### 熬夜真的会猝死

现今,熬夜已成为"家常便饭",很多人过度沉溺于熬夜,而疏忽了它对身体造成的危害。长时间熬夜导致生物钟紊乱,可使人体持续处于紧张兴奋的状态,造成心率增快、血压升高,从而引发心、脑血管疾病,严重的还会发生猝死事件。

要特别提醒的是,很多人都有熬夜打麻将、玩游戏、"刷剧"的习惯,殊不

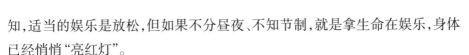

知,适当的娱乐是放松,但如果不分昼夜、不知节制,就是拿生命在娱乐,身体已经悄悄"亮红灯"。

### 什么姿势睡眠,身体最喜欢

人在睡眠时,睡眠姿势大体上归为四种:仰卧、俯卧、左侧卧和右侧卧。可根据个人习惯选择。俯卧一般不是很推荐,因为很容易压迫胸腹,影响到呼吸。最佳的睡姿推荐右侧卧位,清·曹廷栋《老老恒言·安寝》指出:"如食后必欲卧,宜右侧宜舒脾气"。右侧卧位可使四肢处在最舒适的位置上,能较好地放松全身肌肉。同时,处于右侧卧位时,心脏不受压迫,肺脏呼吸自由,能够确保全身在睡眠状态下所需要的氧气供给,使大脑得到充分休息。各种姿势要相互调节、搭配,可使脊柱和脊柱两侧的肌肉得到充分的休息。不过自行采取一些保护性睡姿,对预防疾病的发生或减轻疾病的症状都是有益的。

### 每天睡几小时合适

优质的睡眠质量是人体健康的重要保证,美国睡眠基金会根据专家的研究成果,对各年龄层人群提出新的睡眠时间建议,推荐成年人睡眠时长为 7~9 小时,而 65 岁以上老年人睡眠时长为 7~8 小时。不同年龄段的最佳睡眠时间是不同的,应按照自己的年龄科学睡眠,但只有保证足够的、适当的睡眠时间,才能更好地维持健康。

2015 年美国睡眠基金会睡眠时长建议

| 年龄 | 推荐每天睡眠的时长(/ 小时) |
| --- | --- |
| 新生儿(0~3 个月) | 14~17 |
| 婴儿(4~11 个月) | 12~15 |
| 幼儿(1~2 岁) | 11~14 |
| 学龄前(3~5 岁) | 10~13 |
| 学龄儿童(6~13 岁) | 9~11 |
| 青少年(14~17 岁) | 8~10 |
| 年轻人(18~25 岁) | 7~9 |
| 成年人(26~64 岁) | 7~9 |
| 老年人(65 岁以上) | 7~8 |

睡前怎么做可以有效改善睡眠

**睡前勿暴饮暴食** 睡前勿贪食,因为太饱容易使胃膨胀,膈肌上升,影响心脏的正常收缩和舒张;食用太油腻食物可能增加血液的黏稠度,加重冠状动脉疾病。另外,晚餐咸、甜腻会让人十分口渴,而饮水较多会增加夜间排尿次数,扰乱睡眠。建议晚间清淡饮食、适量饮水。

**保持情绪平稳** 临睡前应避免让自己处于紧张忙碌的工作状态,若大脑持续兴奋,常常难以入睡。避免跑步、打球等剧烈运动,剧烈运动可使交感神经兴奋,脏腑代谢率增加,从而让人不易入睡。睡前任何强烈的情绪变化及不良的心理反应,如焦虑、紧张、喜悦、愤怒、悲哀、恐惧、抑郁等均可影响正常睡眠。建议临睡前用热水泡脚,它能引血下行、安定心神、促进睡眠。

**和电子产品说晚安** 现在很多人都手机不离手,睡前"刷刷"微博、关注一下朋友圈、打一局游戏,不知不觉时间已过去大半。睡前 30 分钟应养成停止使用手机、平板电脑等电子设备的习惯,特别应避免关灯后继续使用手机,黑暗中玩手机不仅会损害视力,导致干眼症、青光眼等眼部疾患的发生,屏幕放射出的蓝光还会抑制褪黑素的分泌,造成失眠。倡导"睡前阅读 1 小时",与书籍为伴,既能有利于精神放松,还可提高睡眠质量。

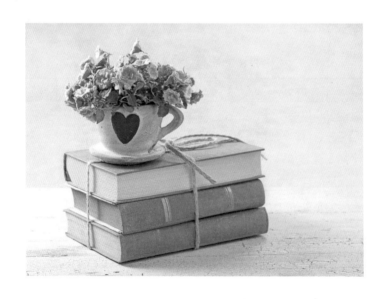

睡眠中，你应该警惕这些

### 打呼噜不是正常现象

在很多人眼中，睡觉打鼾，也就是打呼噜，是睡得香的表现。其实打鼾是一种病，在医学上称为阻塞性睡眠呼吸暂停综合征。2016 年美国心脏协会发布了相关科学声明，指出阻塞性睡眠呼吸暂停综合征对心血管疾病和代谢紊乱的影响非常大，基于人群的研究表明，患有阻塞性睡眠呼吸暂停综合征的人群患心血管疾病和脑血管疾病的风险显著增加。并且，阻塞性睡眠呼吸暂停综合征声响可达 80 分贝（相当于一台重型卡车内燃机工作时的声音），严重影响家人的休息。根据《2016 睡眠与职业安全白皮书》的数据，20.4% 的中国成年人患有阻塞性睡眠呼吸暂停综合征，而且其中 80% 的潜在患者未得到及时针对性治疗，并且还有年轻化的趋势。

对长期打鼾的人群，应提高警惕，必要时，可寻求医生专业咨询或治疗。同时，还可以通过改变生活习惯来预防。打鼾在肥胖者中更为多见，故肥胖者应采取健康方式积极减肥；生活规律，避免烟酒嗜好；睡前不可随意服用镇静、安眠物。另外，喜欢仰头睡的患者应调整睡眠姿势，建议采取侧卧位睡眠姿势，尤以右侧卧位为宜，保持呼吸道通畅，避免在睡眠时舌、软腭、悬雍垂松弛后坠，加重上气道堵塞。

### 小心睡了个"假觉"

有些人虽然睡足了觉，但第二天仍觉得疲乏犯困，提不起精神，可能是你的睡眠质量不达标。睡眠有浅度睡眠和深度睡眠之分，深度睡眠是你入睡以后大脑不进行活动的深度休息，只占整个睡眠时间的 25%，但至关重要，也被称作是"黄金睡眠"。有的人一觉醒来神清气爽、精力充沛，感觉疲劳解除、头脑清晰，就是达到了深度睡眠的效果。而有的人则会抱怨"昨天睡得不好，做了一夜梦"，如果夜间无法获取深度睡眠，睡眠质量就会大大下降。睡眠质量差不仅仅是直观感受上的"头晕、没力气、困"，对心血管功能的影响也很明显，长期睡眠质量不佳是健康的"隐形杀手"，容易导致血压、心率的波动，造成血压控制不稳、心律失常，增加心血管事件的发生率。

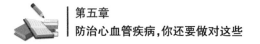

睡醒后，你应该做到这些

**睡醒后莫着急**

早上醒来后，不可急匆匆立即爬起，应继续平躺几分钟，等身体完全适应，全身处于苏醒状态再起床。对于中老年人，下床前建议在床边坐几分钟，无头晕、眼花等不适后再下地行走，当心卧床时间较长，出现直立性低血压，发生跌倒。

**起身动作宜缓慢**

一些人睡前饮水较多，特别是前列腺增生患者，常伴有尿频、尿急症状，凌晨常会被憋醒。如果匆忙起身去厕所，往往会感到头晕。这是因为睡眠时，人体自主神经功能会出现一系列的改变，如呼吸变慢、心跳减慢、血压下降等。排尿后膀胱压力骤减，易诱发低血压，引起大脑短暂性供血不足，导致排尿性晕厥，俗称"尿晕症"。而在寒冷的冬季，清晨又是突发心梗、脑卒中的"魔鬼时间"，中老年人憋醒后立即上厕所，还易诱发心脑血管疾病。因此，即便尿憋得再急，也不要马上起身往厕所跑，而要慢慢起身，在床边坐上几分钟，再慢慢走向厕所。

醒后万事莫急，缓慢起身，伸个懒腰，迎接美好的一天。

（植艳茹）

# 戒烟，

# 从现在开始

为引起国际社会对烟草危害人类健康的重视，世界卫生组织将每年的 5 月 31 日定为"世界无烟日"。那吸烟对心脑血管有哪些影响？

## 吸烟与心血管疾病的关系

世界前 8 种致死疾病中有 6 种疾病（缺血性心脏病、脑血管病、下呼吸道感染、慢性阻塞性肺疾病、结核和肺癌）与吸烟有关。据统计，心血管疾病已成为人类健康的头号杀手，已接近我国总死亡率的 50%，而吸烟正是导致心脑血管病主要原因之一。烟雾中的尼古丁和一氧化碳是公认的引起动脉粥样硬化的主要有害因素。

## 如何掌握戒烟方法

戒烟，首先从下定决心的那一刻开始，逐渐减少吸烟次数。

处理掉身边所有的香烟和吸烟工具，如打火机、烟灰缸等，避免一看到这些就条件反射有想吸烟的冲动。

告诉家人和朋友你已经在戒烟，不要再给你香烟，坚决拒绝香烟的诱惑。也呼吁家人和朋友一起戒烟，创造戒烟环境，关注身体健康。

写下合适的戒烟理由，并随身携带。当想吸烟的时候拿出来看一下，为了自己和家人的健康着想，拒绝吸烟。

制订戒烟计划，逐步减少每天吸烟的数量，最后达到完全戒烟。

有烟瘾的时候，要立刻转移注意力，如喝水、吃水果、下棋、散步或游泳等，摆脱吸烟的想法。尽量避免用零食代替香烟，这样易引起血糖升高。

若觉得戒烟真的有困难的时候，可以找专业的医生寻求帮助，找到适合自己的戒烟方法。如在医生指导下使用尼古丁替代疗法，即用含有微量尼古丁的口香糖、鼻腔喷雾剂或贴在皮肤上的膏药等，来帮助戒烟者缓解戒烟过程中易怒、失眠、焦虑等剧烈症状。尼古丁替代疗法作为一种有效的帮助戒烟的措施，已成功使多数烟民戒烟。

戒烟的过程，是一个漫长而痛苦的过程，为了自己和家人，请坚持下去！

放下香烟的那一刻，你的身体就开始自动修复。

**戒烟后的身体变化**

| 时间 | 变化 |
| --- | --- |
| 戒烟 12 小时后 | 轻微的情绪改变，这是身体清除尼古丁的反应 |
| 戒烟约 3 天后 | 头痛、恶心或烦躁，这时尼古丁的清除量达到峰值，身体中一氧化碳含量已经恢复正常 |
| 戒烟 1 年后 | 冠心病和心脏病发病率降至吸烟者的一半 |
| 戒烟 15 年后 | 患心脏病的概率恢复到和正常人相同 |

如果你之前不是吸烟成瘾，在 30 岁之前戒烟，你的生活质量就可能恢复到和非烟民一样。

##  如何减轻吸烟对身体的危害

有些人实在做不到戒烟，那在吸烟时就要注意：

及时补充水分，可以促进细胞的新陈代谢，帮助身体内代谢物通过尿液排出体外。

多吃水果和蔬菜。杏、无花果、葡萄、苹果、香瓜、梨、白菜、莴苣以及茄子富含维生素，可减轻烟草中致癌物质的毒性。胡萝卜、大蒜、橙子等能有效地降低尼古丁的有害作用。

多喝绿茶。绿茶中的茶多酚和多种维生素能有效抑制致癌物质的形成；咖啡碱可以促进身体尿液排出，减少身体毒素。

运动锻炼要适度。香烟中的尼古丁可以使动脉收缩，阻碍心脏供血，所以剧烈运动对烟民十分危险。

为了您和他人的健康，请不要在公共场所吸烟，如果您发现了吸烟者，请您勇敢地对他说"不"。

（李 蓉）

# 肠道通，

# 排便畅

## 肠道"堵"了会发生什么

患有严重心血管病的中老年人，常因精神焦虑、紧张以及用力排尿、排便等诱使心血管疾病发作。特别是便秘患者，排便时屏气用力，身体各个器官的肌肉都在用力，腹压明显增高，而腹压的上升，会使心脏排血量增加、血压升高和心肌缺血缺氧，从而诱发心绞痛、心力衰竭，甚至心肌梗死。若患者患有较为严重的冠心病、心功能不全或心肌缺血，还可导致心脏停止搏动，甚至猝死。

所以，患有严重心血管疾病的人，尤其是在一段时间内，心绞痛发作比较频繁者，除及时在医生指导下加强治疗外，还要特别注意预防便秘。

今天，我的肠道"堵"了没

检查自己是否有以下几条症状：

1. 排便费力。

2. 有排便不尽感。

3. 有肛门梗阻和（或）阻塞感。

4. 需要用手促进排便。

5. 每周排便少于 3 次。

在未服用泻药的情况下，出现两个或两个以上症状，那么您的肠道已经给您"添堵"了。如果粪便在肠腔内停留过久，水分被过度吸收，粪便变得坚硬，那么排便就会出现困难，同时还会诱发心血管疾病发病或者加重。

## 如何才能使肠道不添"堵"

**养成定时排便的良好习惯**

有便意时别憋着,避免引起条件反射消失。

大便时不要分心,许多人喜欢一边上厕所一边看报纸或者玩手机,这样一心二用,分散注意力,会降低对肛门肌肉的控制,长此以往容易形成便秘。

选择自己喜欢的排便姿势。但是对于有心脑血管疾病的患者来说,最好选择坐位,排便结束起身要缓慢。

**保持情绪良好,避免过度疲劳、精神紧张**

过度紧张、劳累可以抑制肠蠕动和消化液分泌,导致消化不良,引起便秘。因此,保持乐观的情绪、豁达的心态,多参加有益于健康的活动。

**要重视饮食调理**

饮食调理很重要,合理安排饮食结构。平时要多喝水,如果喜欢喝茶,必须喝淡茶,不能喝浓茶。避免吃生冷、辛辣刺激的食物。多吃含膳食纤维丰富的蔬菜、水果,如韭菜、芹菜、香蕉等。蜂蜜中含有丰富的维生素等物质,睡前喝杯蜂蜜水,可有效预防便秘发生。对于已经有便秘的患者,建议少吃甜食、肉制品、坚果类食物。

**适当运动**

避免久站久坐,尤其久坐会使肛门周围的血液循环受到影响从而引起便秘,所以平时多注意活动,如跑步、散步等促进胃肠蠕动,帮助排便,预防便秘。对于长期卧床患者,可在床上做抬臀运动(两手放在身体两侧,抬高臀部)。

**经常揉腹**

经常揉腹部不仅可以促进消化,帮助营养吸收,同时还可以加快血液循环,消耗脂肪。正确的揉肚子方法应为:以肚脐为中心,用手掌顺时针在肚脐周围,由内向外揉动,每次10分钟。且揉肚子时间宜在早、中、晚饭后半小时。

### 防止药物引起的便秘

许多心血管药物在发挥治疗作用的同时，也可引起便秘，如硝苯地平、氨氯地平(络活喜)、非洛地平(波依定)；他汀类降脂药可增加胃肠张力，使肠道蠕动减弱；利尿剂如呋塞米等会减少肠道水分而使粪便干结。应该密切观察自己的大便变化，在医生指导下更换药物。

### 药物治疗便秘

必要时可在医生指导下服用一些通便药物，如麻仁丸、酚酞片、乳果糖等。

(王金萍)

# 心态好，  疾病不来找

研究发现，在面临心理压力而采取不良或消极的应对方式时，会导致机体处于紧张应激状态，大脑兴奋性持续增强，从而使个体防御反应和心脑血管活动处在高水平状态，久而久之，必然会导致心脑血管疾病的发生。心脑血管疾病的发生、发展与心理因素密切相关，过分紧张、焦虑、重度抑郁和持久高负荷的心理压力，可以促发血管内斑块形成、供应心脏的冠状动脉狭窄等，从而引发严重的心脑血管事件。但往往人们只重视医学手术治疗，而忽视心理康复。

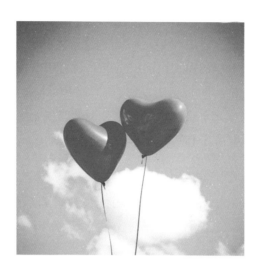

## 心理不健康，心脑血管怎么能健康

不良心理因素可以成为加重心脑血管疾病病情的催化剂。有研究表明，由于焦虑、抑郁、恐慌等不良心理因素，可以导致心脑血管持续收缩，从而引起心脑血管疾病的发生或加重。

## 常见不良情绪有哪些

### 抑郁

据世界卫生组织统计，抑郁症已影响全球 3.5 亿人口的健康。抑郁症以往被认为是单纯的情绪低落，现代医学研究则表明，抑郁症是由于遗传因素、外界刺激或者体内激素分泌失调等多种原因导致的全身性疾病，情绪低落、悲观，甚至自杀倾向只是抑郁症的外在表现，其实抑郁症还会影响全身的激素调节，进而影响心脏功能，造成心脏疾病的恶化。

### 压力大

一项研究调查资料显示，那些工作压力较大的人，与其他人比起来，发生心脏病的风险要高出 23%。中青年人通常面临巨大的工作压力，精神高度紧张，常常熬夜加班，很多人睡眠严重不足，如果加上吸烟、饮酒、高脂饮食、缺乏运动等不良生活习惯，更易加重心脏负担，长此以往，如不及时调整，心脏就会受到损害，导致心血管意外事件的发生。

### 紧张

心理紧张是人们生活中不可避免的，心理紧张可以提高警觉度，以便做更好的准备，从这方面看，心理紧张是有益的。但是从另一方面看，一个人长期处于心理紧张状态，或紧张状态过于强烈，以致超过适应能力，就可能导致各种心血管疾病的发生。

## 不良心理因素可以影响治疗效果

在心脑血管疾病的死因分析中，生活方式和心理行为因素已经成为心脑血管疾病发病的主要诱因。研究显示老年高血压患者的心理因素影响着药物降压的疗效。老年心脏病患者常常存在明显的焦虑、抑郁心理，不利于疾病的控制。

## 心理健康，心血管才能健康

### 培养健康生活方式

养成良好的生活方式。早睡早起，最好晚上 10 点前入睡，早上 6~7 点起床，睡足 8 小时，白天才有精力学习、工作。按时三餐，加强营养物质的摄入，年老者尤其注意增加钙质食物的补充，以防骨折的发生，避免食入油炸食品及刺激性食品。

### 适量运动，培养业余爱好

科学研究发现，运动可以促进人体大脑分泌名为内啡肽的物质，内啡肽可以促使人的身心处于轻松愉悦的状态中。适当进行有氧运动，同时培养业余爱好如打太极、画画等，都对缓解焦虑等不良情绪有帮助。

### 正确宣泄不良情绪

**公园闲逛**　如今大大小小的公园遍布城市中的每个角落，并且设施齐全，有些公园甚至包括健身器材。和自己的伴侣或朋友一同悠闲地散步，感受大自然，还可以选择喜欢的器材进行锻炼，放松身体。

**骑行** 长期坚持骑自行车不仅能放松心情，还可增强心血管功能，提高人体新陈代谢和免疫力。一辆单车、一个背包即可出行，备好必需物品，简单又环保，但出发前应先选好路线并计算好距离，同时在手机里设置好骑行导航的软件，以防迷路。此外，骑行运动量大，易消耗体力，应量力而行，最好结伴出游。

**艺术熏陶** 艺术爱好者可以参观博物馆，感受历史、增长见闻；也可以选择听一场音乐会，在优美的音乐旋律中释放压力；还可以去看各种风格的画展，欣赏大师笔下的万物风情。

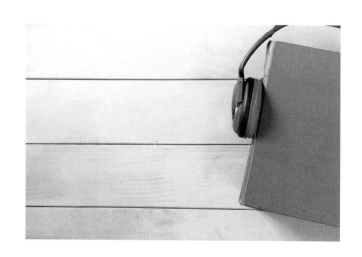

**朋友聚会** 多参加社交活动能让人避免抑郁，有效缓解压力。约上一群好朋友唱自己喜欢的歌，同时享用美味的食物和饮料，把酒言欢，但千万别不醉不归。如果不喜欢太多人的聚会，也可以约一两个知己，凭自己的喜好去茶馆或者咖啡馆坐坐，畅所欲言。

**购物** 适当购物可减压，挑选自己喜欢的、物美价廉的商品能够给人带来愉悦感，但注意不要盲目"血拼"。"血拼"一时心情畅快，但大多数人购买后常常后悔，反而让自己更加烦躁。网购不推荐，虽然便捷，但种类繁多，眼花缭乱，有时徒增选择的烦恼。

**必要的社会支持** 社会支持是指在人们之间建立起的一种亲密、积极的相互支持的关系,包括父母、朋友、同事等。当你把情绪向别人倾诉出来以后,压力就会被释放出来,这种分享会产生令人难以置信的帮助。

## 必要时求助心理咨询

慢性疾病是造成抑郁的重要原因之一,因此,心脑血管疾病患者抑郁症的发病率比普通人更高。据统计,心脑血管疾病患者中重度抑郁的患病率为9.5%。抑郁症与心脏病存在互相加重的可能,患抑郁症的心血管疾病患者,其发病率、住院时间和症状往往比单纯的心血管疾病患者更加严重。有调查研究发现,抑郁症对心脏的危害堪比肥胖和高血压。所以对于情绪低落、对疾病比较焦虑、不敢进行体力活动的患者,需要自我调整心态,学会科学的锻炼方法,以获得战胜疾病的信心。如果抑郁状态比较严重,难以通过自我调整的办法实现改善,应该积极寻求心理咨询。目前已有多项研究表明,心理咨询能够改善心脏病患者的生存时间和生存质量。如果出现了重度抑郁,如经常哭泣,觉得生活没有希望,甚至有自杀的想法,就应该求助于药物治疗。

(植艳茹  王金萍)

# 参考文献

1. 缪中荣. 漫画脑卒中. 第2版. 北京: 人民卫生出版社, 2016.

2. 王陇德. 脑卒中健康管理. 北京: 人民卫生出版社, 2016.

3. 丁淑贞, 姜秋红. 心血管内科临床护理. 北京: 中国协和医科大学出版社, 2016.

4. 吴宗贵. 养好动脉, 健康长寿. 上海: 上海科学普及出版社, 2016.

5. 肖书萍, 陈冬萍, 熊斌. 介入治疗与护理. 北京: 中国协和医科大学出版社, 2016.

6. 胡德英, 田莳. 血管外科护理学. 北京: 中国协和医科大学出版社, 2008.

7. 刘昌伟, 刘暴. 协和名医谈血管保卫战. 北京: 东方出版社, 2015.

8. 杨敏, 范茂丹, 周磊. 老年高血压患者降压药物的应用及用药指导. 中国疗养医学, 2011, 20(8): 749-750.

9. 李玉琴, 李娜, 陈轶楠. 老年高血压降压药物的合理选择. 中国老年学杂志, 2012, 32(21): 4848-4850.

10. 王新蕾. 常用降压药的不良反应. 中西医结合心血管病杂志, 2014, 2(13): 197-198.

11. 中国成人血脂异常防治指南修订联合委员会. 中国成人血脂异常防治指南(修订版). 中国循环杂志, 2016, 31(10): 937-953.

12. 中华医学会心血管病学分会. 2011年甘油三酯增高的血脂异常防治中国专家共识. 中国医学前沿杂志, 2011, 3(5): 115-120.

13. 梁纪文, 宫朝玲. 心血管疾病治疗中常见中成药的临床应用. 中国医刊, 2013, (2): 102-104.

14. 盖亚男, 王晶瑶. 老年冠心病要合理选用活血化瘀类中成药. 世界中西医结合杂志, 2011, (4): 340-341.

15. 王伟洲. 论硝酸甘油片包装问题及其改进方案. 海峡药学, 2016, 28(9): 15-16.

16. 杜岚, 赵庆春, 田星. 硝酸酯类药物的不良反应及防治措施. 山西医药杂志, 2013, 42(6): 647-648.

17. 尤黎明, 吴瑛. 内科护理学. 北京: 人民卫生出版社, 2013.

18. 张海澄. 抗心律失常药物的合理应用. 中国循环杂志, 2014, 29(8): 567-569.

19. 中国医师协会肾脏内科医师分会. 中国肾脏疾病高尿酸血症诊治的实践指南(2017版). 中华医学杂志, 2017, 97(25): 1927-1936.

20. 于金婵. 心血管疾病抗血小板药物治疗研究进展. 中西医结合心血管病电子杂志, 2017, 5(12): 24-25.

21. 曹昊天,吴也可.长期服用抗凝药物患者拔牙围手术期的处理.国际口腔医学杂志, 2012,39(5):617-619,623.

22. 赵熠.老年冠心病患者抗血小板药物治疗并发症及护理措施进展.中国医药,2013,8 (12):1823-6824.

23. 缪宏伟,梁燕.口服抗凝药华法林.上海医药,2009,30(10):476.

24. 吴琪,孙景真.低分子肝素皮下注射方法的研究进展与现状.当代护士,2016(02): 6-8.

25. 李艳玲,赵滨.低分子肝素皮下注射方法研究现状.中华护理杂志,2014,49(7):858- 861.

26. 李燕,许秀芳,吴小艳,等.低分子肝素两种皮下注射方法不良反应的对照研究.介入放 射学杂志,2018,71(1):83-86.

27. 徐雪敏,唐莉,赵秀花.低分子肝素皮下注射的不良反应及应对措施.大家健康(学术 版),2015,9(17):134-135.

28. 景在平,李海燕,莫伟.血管疾病临床护理案例分析.上海:复旦大学出版社,2016.

29. 杨丽娟.实用心血管疾病护理.北京:人民卫生出版社,2009.

30. 孙清廉.警惕排便排尿诱发的急症.家庭中医药,2015(11):45-46.

31. 苏刚,王晓武,王伟明,等.新编实用外科学.北京:科学技术文献出版社,2016.

32. 林曙光.心脏病学进展.北京:人民军医出版社,2017.

33. 张爱珍.临床营养学.北京:人民卫生出版社,2016.

34. 刘天鹏,魏跃.健康管理师岗位培训教材.北京:人民军医出版社,2012.

35. 易定华,徐志云,王辉山.心脏外科学.第2版.北京:人民军医出版社,2016.

36. 冯凭.应用人胰岛素降糖治疗可作为适合中国现有国情的选择.中国糖尿病杂志, 2013,21(11):1054-1056.

37. 张庆兰.胰岛素制剂的分类及研究进展.临床合理用药,2013,6(6):148-150.

38. 姚阳.分项学习在胰岛素笔注射健康教育中的应用.现代临床护理,2011,10(8):64- 66.

39. 陈晶莹.胰岛素规范注射的研究现状.护理与康复,2014,13(1):23-26.

40. 中华医学会糖尿病学分会.中国血糖监测临床应用指南(2015年版).中华糖尿病杂志, 2015,07(10):603-613.

41. 肾脏病相关专家小组,高尿酸血症相关疾病诊疗多学科共识专家组.中国高尿酸血症 相关疾病诊疗多学科专家共识.中华内科杂志,2017,56(3):235-248.

42. 孙路路,梁涛.心力衰竭患者限水治疗及疗效的研究进展.护理管理杂志,2012,12(1): 44-46.

43. 戴烨,汪宇.华法林的用药教育.临床合理用药杂志,2013,6(2):77-78.

44. 伍沪生.痛风与晶体性关节病.北京:人民卫生出版社.2014.

45. 魏庆芳,王杰.高尿酸血症与痛风居家疗法.北京:人民军医出版社.2010.

46. 陈立英,王群,王丽芹.糖尿病护理指导大全.北京:中国协和医科大学出版社,2016.

47. 薛君,石丹华.糖尿病防治.北京:科学出版社,2017.

48. 由能力,贾殿和.防病治病的运动良方.北京:人民军医出版社,2012.

49. 裴海泓 . 体育 . 第 5 版 . 北京 : 人民卫生出版社 , 2013.

50. 易磊 . 肥胖是疾病的根源 . 上海 : 科学技术文献出版社 , 2010.

51. 赵艳青 , 滕晶 . 古代医家论睡眠 . 中医药导报 , 2014 , 20（1）: 95-97.

52. 李小寒 , 尚少梅 . 基础护理学 . 第 5 版 . 北京 : 人民卫生出版社 , 2012.

53. 杨跃进 . 吸烟与健康 . 郑州 : 河南大学出版社 , 2012.